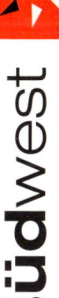

Heilen mit
Hans Wagner
Schüßler-Salben & Co.

Die besten äußerlichen Anwendungen mit Schüßler-Produkten

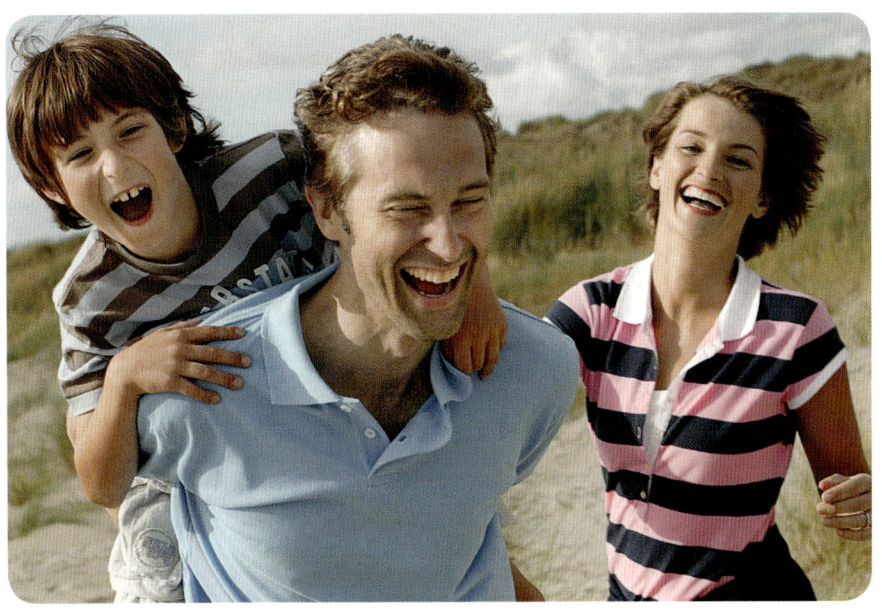

Schüßlers Biochemie – wirkungsvolle Gesundheitspflege für Groß und Klein!

Einführung

Wie wichtig Mineralstoffe für die Gesundheit des Menschen sind, wurde erst Ende des 19. Jahrhunderts von dem niederländischen Forscher Jakob Moleschott entdeckt. Der deutsche Arzt Wilhelm Heinrich Schüßler aus Bad Zwischenahn bei Oldenburg führte auf dieser Grundlage eigene Forschungen durch und entwickelte schließlich ein spezielles Heilsystem dazu: die »Biochemie« (Näheres dazu im Spezial ab Seite 58).

Wie Mangel an Mineralstoffen entsteht

Schüßler erkannte, dass sehr oft trotz gesunder und vielseitiger Ernährung ein Mangel an Mineralien in den Körperzellen entsteht. Aber warum? Wie kommt es, dass die Mineralstoffe aus der Nahrung nicht ausreichen, damit wir gesund bleiben? Weil sie durch Störungen im Organismus oft einfach nicht dorthin gelangen, wo sie gebraucht werden. Das hat Schüßler entdeckt. Vergleichbar ist der Vorgang mit dem einer Kropfbildung, die durch Jodmangel entsteht. Die Schilddrüse ist gestört – und dann reicht selbst eine Ernährung mit jodreichem Fisch und jodiertem Speisesalz nicht mehr aus, um das Organ wieder ins Gleichgewicht zu bringen. Es helfen nur noch Tabletten mit dem reinen Mineralstoff Jod.

Es sind zwar nur kleinste Mengen an Mineralsalzen in unseren Zellen erforderlich. Aber die müssen erst einmal in sie hineingelangen, um das natürliche Gleichgewicht wiederherzustellen. Schüßler, der das erkannte, bereitete die Salze deshalb so auf, dass sie durch die Zellhaut (Membran) schlüpfen können. Das ist absolut genial.

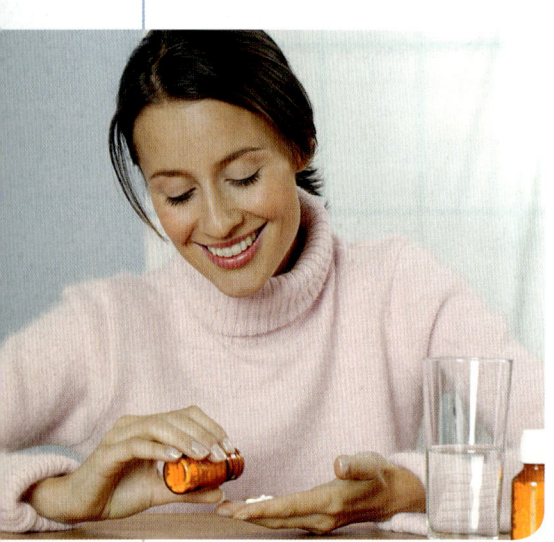

Mineralstoffe sind lebenswichtig für uns.

Was Schüßler-Salze leisten

Wir können mit Schüßler-Salzen unserem Körper von innen und außen die benötigten Stoffe zur Verfügung stellen. Sie erreichen über die Haut jede Problemzone und reparieren so Defekte in den kleinsten Bausteinen unserer Organe. Die kompakten Tabletten mit den Mineralsalzen liefern dem gesunden Organismus Energie. Im kranken Organismus können die winzigen Helfer Gesundheit wiederherstellen. Welche Möglichkeiten sich heute für gesundheitsbewusste Menschen durch die geniale Erfindung Schüßlers eröffnen, erfahren Sie in diesem Buch.

»Schüßler von außen« – die Methode

Die älteste und direkteste aller Therapien bei zahlreichen gesundheitlichen Beschwerden ist die Beeinflussung von außen. Wenn wir uns wehtun, fassen wir unwillkürlich die schmerzende Stelle an. Eltern legen ihren Kindern kühlend die Hand auf die fiebrig heiße Stirn. Der nächste therapeutische Schritt sind Bäder, Einreibungen, Kompressen und Umschläge mit heilenden Substanzen, wie sie heute mit Schüßler-Salzen und -Salben zur Verfügung stehen.

Die einfachsten Anwendungen

Mit den zwölf Mineralsalzen, den Ergänzungsmitteln und den Salben der Biochemie nach Dr. Wilhelm Heinrich Schüßler stehen Funktionsmittel zur Verfügung, die eine ganz spezielle Form der Therapie ermöglichen. Ihre Wirkstoffe, die Lebenssalze aus dem Mineralreich, die der Arzt entdeckt hat, werden immer wichtiger und immer beliebter. Eine Erklärung der Substanzen und ihrer Bedeutung finden Sie im Spezial ab Seite 58.

Wenn nur die Salze zur Verfügung stehen

Wenn Sie an einem heißen Sommertag unterwegs sind und Ihre Venen schmerzen, weil sich im Lauf des Lebens Krampfadern entwickelt haben, können Ihnen schon ein paar Schüßler-Salze aus dem Handschuhfach oder der Umhängetasche Linderung verschaffen.

Eigentlich wäre jetzt eine Salbe mit den Mineralsalzen Calcium fluoratum und Silicea optimal. Aber wenn sie im akuten Fall nicht zur Verfügung steht, können auch die Salze selbst zur Anwendung kommen: Rühren Sie mit einigen Tropfen Wasser und 10 bis 20 Tabletten Calcium fluoratum D12 und Silicea D12 einen Brei an und tragen Sie ihn auf die schmerzenden Stellen auf (nicht einmassieren!).

Tablettenbrei mit Speichel erzeugen

Wenn auch kein Wasser zur Verfügung steht, kauen Sie die Tabletten einige Augenblicke und spucken Sie den Brei dann auf ein Papiertaschentuch, das Sie auf die Problemzonen legen. Das Ganze sollten Sie noch mit einem Baumwolltuch umwickeln und möglichst leicht fixieren.

Die Verflüssigung der Tabletten im Mund hat sogar einen besonderen Vorteil, denn der menschliche Speichel liefert auch ein natürliches Schmerzmittel, das bis zu sechs Mal stärker ist als Morphium.

Mit Olivenöl einreiben

Nachdem der einfache Wickel entfernt wurde, ist es sehr wohltuend, die Haut gründlich mit lauwarmem Wasser abzuwaschen und vorsichtig mit Johanniskraut- oder Olivenöl einzureiben. Auf jeden Fall sollten Sie auch einige Wochen lang täglich 10 bis 20 Tabletten Calcium fluoratum D12 und Silicea D12 einnehmen. So können Sie Ihre Krampfaderschmerzen wirksam bekämpfen.

Manchmal ist Schüßler-Brei überlegen

Solche Tablettenbreie aus Schüßler-Salzen sind für vielerlei Beschwerden einsetzbar. Angenehmer und bequemer sind auf Dauer sicher die aus den Schüßler-Funktionsmitteln entwickelten Salben. Allerdings gibt es Ausnahmesituationen, in denen der Salbenbrei sogar überlegen ist – vor allem dann, wenn Wunden offen sind, z. B. größere Beingeschwüre. Sie vertragen meist überhaupt keine Salbe mit Vaseline oder Paraffin. In diesem Fall kann der Tablettenbrei auf einen sauberen Verband gestrichen aufgelegt werden. Wenn man ihn mit Mull umwickelt, bildet sich eine Art »feuchte Kammer«, wie sie auch in der Narbentherapie Anwendung findet. Solche Verbände können z. B. über Nacht angelegt werden. Die noch einigermaßen intakten Stellen in der Umgebung werden mit den entsprechenden Salben eingestrichen.

Salbenmischungen für breiten Erfolg

Schüßler-Salze und auch -Salben werden fast immer in Kombination angewandt. Ein Grund ist, dass bei vielerlei Beschwerden auf den ersten Blick nicht sofort Ursache und Wirkung ohne Weiteres erkennbar sind. Und häufig sind auch mehrere Organe oder Körpersäfte an den Erkrankungen beteiligt. Symptome und Abläufe im Krankheitsgeschehen können sich überlagern. Deshalb werden auch die Funktionsmittel kombiniert, die sich dann in ihrer Wirkung ergänzen.

Wenn bei der Behandlung eine Kombination mehrerer Salben erforderlich wird, können für den gelegentlichen Einsatz die Salbenstränge aus mehreren Tuben je nach Bedarf in der Handfläche vermischt und aufgetragen werden.

Salbenmischungen auf Vorrat

Sollten bestimmte Kombinationen öfter benötigt werden, empfiehlt es sich, einen Salbentiegel, ein verschließbares Gefäß und einen Spatel in der Apotheke oder über das Internet zu kaufen. Damit sind Schüßler-Salben ganz individuell auf die persönlichen Beschwerden abgestimmt mischbar. Es wird die jeweils benötigte Salbenmenge entnommen und das Gefäß anschließend wieder fest verschlossen.

Salbenmischungen werden auch fertig angeboten. Aber die individuelle Zusammenstellung ist kaum zu übertreffen, weil außer Ihnen niemand wirklich genau über Ihre Beschwerden Bescheid weiß. Sie allein haben jeden Tag damit zu tun und sind deshalb mit ihnen am besten vertraut.

Selbstverständlich kann man aus Schüßler-Salzen, dickflüssigem Paraffin und Vaseline auch selbst Salben mischen und diese in fest verschließbaren Gefäßen aufbewahren. Sinnvoll ist es allerdings, sich die Technik der Vermischung von Trägersubstanz und Funktionsmittel wenigstens einmal vom Apotheker zeigen zu lassen.

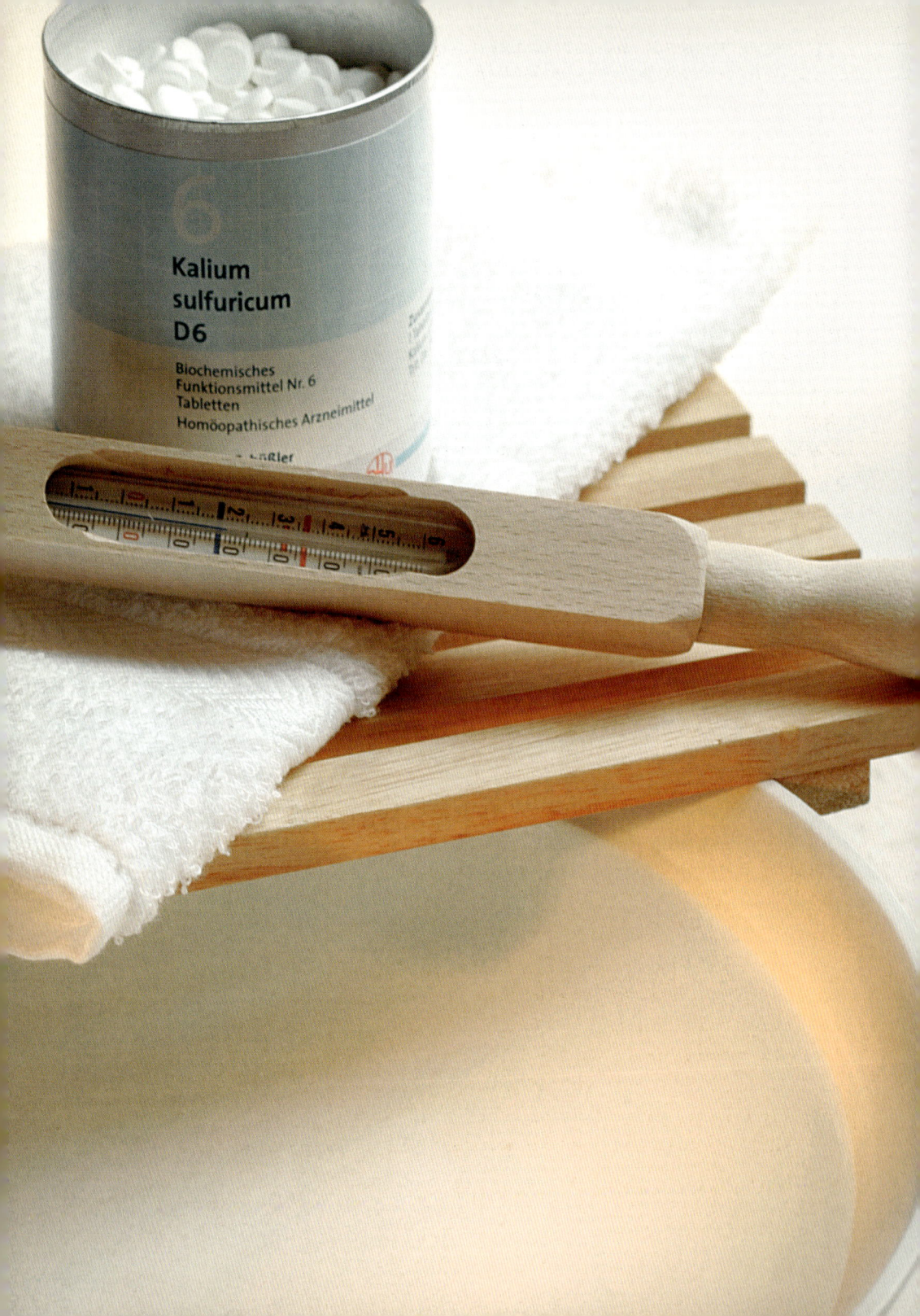

Schüßler-**Teilbäder**

Über die Haut ist es möglich, eine tiefgehende Wirkung auf den Organismus zu erzielen. Die Haut ist an vielen Prozessen des Kreislaufs, der Atmung und des gesamten Stoffwechsels beteiligt. Bekannt sind die Ausscheidungsfunktionen beim Schwitzen, die rückfettende Wirkung der Talgdrüsen und der Sauerstoffaustausch über die Haut.

Wirkstoffe können über die Haut in den Körper hineingelangen und von ihm absorbiert werden. Das sind im schlimmsten Fall Stoffe wie Umwelt- und Pflanzengifte etc. An ihren Folgewirkungen kann man im negativen Sinn erkennen, wie stark der Einfluss von Substanzen über die Haut sein kann.

Positive Wirkung über die Haut

Wünschenswerte Effekte über die Haut auf den Körper haben z.B. UV-Strahlen, die für den Aufbau von Vitamin D unerlässlich sind. Viele andere Stoffe können über die Haut durch Einreibungen, Bäder, Wickel und Massagen wirken.

Besonders geeignet sind Schüßler-Salze, weil sie wegen ihrer verdünnten (potenzierten) Form durch die Zellhüllen (Membran) diffundieren können. Schüßler-Salze werden über die Haut absorbiert und z.B. durch die Lederhaut in den Blutkreislauf sowie in das Lymphsystem eingespeist. Dabei werden sie im Körper verteilt und können dort ihre Wirkung entfalten, wo Mangel herrscht.

Hand- und Fußbäder mit Schüßler-Salzen

Mineralsalze gelangen besonders gut an ihren Wirkungsort, wenn die Haut möglichst tiefgehend erwärmt ist. Daher können viele wichtige Stoffwechselvorgänge sehr erfolgreich durch entsprechend temperierte Bäder beeinflusst werden.

Hand- und Fußbäder können beruhigend, belebend oder ausgleichend wirken. Über die Hände und Unterarme lassen sich z.B. die Darmfunktionen beeinflussen. Mit Fußbädern können positive Wirkungen auf Magen, Leber und Gallenblase, Atemwege, Nieren und Blase erzielt werden, aber auch auf den Bewegungsapparat.

Ansteigende Schüßler-Fußbäder

Folgende Beschwerden lassen sich mit ansteigenden Schüßler-Fußbädern, bei denen die Wassertemperatur während des Badens um einige Grad erhöht wird, sehr gut behandeln:

- Rückenschmerzen
- Durchblutungsstörungen
- Einschlafstörungen
- Muskelrheuma
- Schnupfen

- Halsentzündungen
- Ischiasbeschwerden
- Nervenschmerzen
- Magen-Darm-Probleme
- Blasenprobleme

Mit gelösten Salzen

Man kann die für die jeweiligen Beschwerden empfehlenswerten Salze in Tablettenform verwenden oder sie auch als Pulver kaufen, sofern sie so in der Apotheke erhältlich sind – was allerdings nicht flächendeckend der Fall ist.

Wenn man, wie es meist der Fall sein wird, mit Tabletten arbeitet, geht man so vor: etwa 10 bis 20 Tabletten des jeweils geeigneten Schüßler-Salzes oder der -Salzmischung in 1 großes Glas handwarmes Wasser geben und unter Umrühren und Schwenken in 1 bis 2 Minuten auflösen. So erreicht man, dass sie schneller zerfallen als in der Fußbadewanne und sich vollständig in der Flüssigkeit auflösen. Die Wassereinlauftemperatur sollte etwa 40 °C betragen, die endgültige Badetemperatur etwa 36 °C.

Mit Salbenzusatz

Bei den Schüßler-Pulvern empfiehlt es sich, den Apotheker zur genauen Dosierung des jeweiligen Präparats zu befragen. Als Anhaltspunkt kann dienen: 15 Tabletten entsprechend etwa 5 Gramm Pulver.

Statt der Tabletten kann auch ein 3 bis 4 Zentimeter langer Salbenstrang in gut heißem Wasser aufgelöst werden. Es muss danach auf die erforderlichen 36 °C Anfangstemperatur abgekühlt werden. Man verwendet natürlich diejenige Salbe, die für die jeweiligen Beschwerden empfohlen wird.

Mischung mit ätherischen Ölen

Zusätzlich zu den gelösten Schüßler-Salztabletten oder der Schüßler-Salbe kann ein für die Beschwerden geeignetes ätherisches Öl zugegeben werden. Die Dosis sollte in Sahne, einem fetten Öl (z. B. Jojoba- oder Olivenöl) oder Honig aufgelöst werden, weil sie sich in Wasser allein möglicherweise nicht verteilt. Manchmal genügt jedoch bereits das Fett aus dem anfangs in heißem Wasser gelösten Salbenstrang, um das ätherische Öl aufzulösen und es nicht als Fettauge auf dem Badewasser schwimmen zu lassen. Je heißer und je fetter die Lösung, umso leichter zergehen die ätherischen Öle.

 Vom Umgang mit ätherischen Ölen

Ätherische Öle dürfen nie innerlich angewendet bzw. eingenommen werden! Sie dürfen auch nie unverdünnt auf Haut, Schleimhäute oder in die Augen gelangen! Merke: Die konzentrierten Wirkstoffe der Öle können bei unsachgemäßem Gebrauch ernste Beschwerden und schlimme Hautreizungen hervorrufen. Daher sind die Essenzen auch kindersicher aufzubewahren. Ätherische Öle werden sehr sparsam eingesetzt; für die meisten Anwendungen reichen wenige Tropfen.

Das Ansetzen der Fußbäder

Man füllt in eine Schüssel zunächst so viel Wasser mit dem gelösten Mineralsalz oder der aufgelösten Salbe, dass die Wasseroberfläche nur bis knapp unter die Knöchel reicht. Die Temperatur soll am Anfang nicht über 36 °C liegen. Für die Dauer des Bades empfiehlt es sich, die Knie mit einem dicken Frotteehandtuch zu bedecken, um sie nicht auskühlen zu lassen. Nun wird wärmeres Wasser zugegeben, sodass die Wassertemperatur während der Badedauer von etwa 15 Minuten langsam ansteigt. Sie darf aber am Ende nicht mehr als 42 °C betragen!
Die Wasseroberfläche sollte während der Badezeit bis eine Handbreit über den Fußknöchel oder bis höchstens zur Wadenmitte ansteigen. Notfalls wird etwas Wasser abgeschöpft, um Temperatur und Wasserstand optimal aufeinander abzustimmen.

Zutaten für Schüßler-Fußbäder

Schüßler bei Rückenschmerzen

Fußbad mit Schüßler-Salzen

ZUTATEN Salz Nr. 2, Calcium phosphoricum D6; Salz Nr. 5, Kalium phosphoricum D6; Salz Nr. 7, Magnesium phosphoricum D6

Parallel dazu sollten diese Salze auch morgens, mittags und abends eingenommen werden: je 3 der Schüßler-Salztabletten in 1 Glas warmem Wasser auflösen und 30 Minuten vor den Mahlzeiten in kleinen Schlucken über die Zunge laufen lassen.

Ätherische Öle

Als heilsamen Badezusatz je 1 Tropfen ätherisches Lavendel-, Wacholder-, Ingwer- und Cajeputöl mit etwas Sahne, Öl oder Honig verrühren und in die Schüßler-Lösung geben.

Schüßler-Salben

Nach dem ansteigenden Schüßler-Bad die Füße mit der Schüßler-Salbe Nr. 7, Magnesium phosphoricum, eincremen. Warme Wollsocken anziehen und 20 bis 30 Minuten entspannt hinlegen. Außerdem auch den Rücken abtasten oder abtasten lassen, um die neuralgische Stelle zu finden, an der der Schmerz auftritt. Hier wird die Salbe dann sanft einmassiert.

Hilfreich zur Einreibung ist auch eine Mischung der drei Salben, die für das ansteigende Fußbad verwendet werden (Nr. 2, 5, 7).

Schüßler bei Durchblutungsstörungen

Fußbad mit Schüßler-Salzen

ZUTATEN Salz Nr. 1, Calcium fluoratum D12; Salz Nr. 10, Natrium sulfuricum D6

Parallel dazu sollte von diesen Salzen im Wechsel 6-mal täglich je 1 Tablette eingenommen werden.

Ätherische Öle

Zur Wirkungsverstärkung je 1 Tropfen ätherisches Eukalyptus-, Koriander-, Rosmarin-, Schwarzer-Pfeffer- und Salbeiöl in etwas Sahne, Öl oder Honig auflösen und in die Schüßler-Lösung geben.

Schüßler-Salben

Nach dem ansteigenden Schüßler-Bad die Füße mit der Schüßler-Salbe Nr. 7, Magnesium phosphoricum, eincremen, warme Wollsocken anziehen und 20 bis 30 Minuten ruhen. Die Salbe außerdem auf das mangelhaft durchblutete Areal des Körpers auftragen, z. B. an den Beinen oder den Händen. Die Salbe kann außerdem bei allen reißenden Schmerzen und bei Krämpfen eingesetzt werden. Auch im Alter, wenn die Haut oft juckt, tut sie gute Dienste.

Schüßler bei Einschlafstörungen

Fußbad mit Schüßler-Salzen

ZUTATEN Salz Nr. 5, Kalium phosphoricum D6; Salz Nr. 7, Magnesium phosphoricum D6; Salz Nr. 12, Calcium sulfuricum D6
Parallel dazu sollten von Kalium phosphoricum über den Tag verteilt 6 bis 9 Tabletten eingenommen werden. Zusätzlich empfiehlt sich die Einnahme von 2 Tabletten des Salzes Nr. 11, Silicea D12, in den letzten 3 Stunden vor dem Schlafengehen. Sollte hoher Blutdruck verbunden mit Unruhe die Ursache für die Einschlafprobleme sein, empfiehlt sich die Einnahme von je 1 Tablette des Salzes Nr. 3, Ferrum phosphoricum D12, im Abstand von je 1 Stunde über den ganzen Tag verteilt. Dies hilft auch bei Kopfschmerzen und Unruhe in den Wechseljahren.

Ätherische Öle

Als Badezusatz zum ansteigenden Schüßler-Fußbad je 1 Tropfen ätherisches Öl von Basilikum, Hopfen, Lavendel und Orangenblüte (Petitgrain/Neroli) in etwas Sahne, Olivenöl oder Honig auflösen und in das Badewasser geben. Als Alternative: Lavendel-, Muskatellersalbei- und Kamillenöl.

Schüßler-Salben

Nach dem Fußbad die Füße mit der Schüßler-Salbe Nr. 5, Kalium phosphoricum, einreiben. Warme Wollsocken überziehen und 20 bis 30 Minuten ruhen.

Schüßler bei Muskelrheuma

Fußbad mit Schüßler-Salzen

Beim rheumatischen Formenkreis, der so vielfältig ist und so tief mit der körpereigenen Abwehr, dem Immunsystem, korrespondiert, sollten folgende Salze möglichst komplett für das ansteigende Fußbad zum Einsatz kommen:

ZUTATEN Salz Nr. 3, Ferrum phosphoricum D12; Salz Nr. 4, Kalium chloratum D6; Salz Nr. 9, Natrium phosphoricum D6; Salz Nr. 10, Natrium sulfuricum D6; Salz Nr. 12, Calcium sulfuricum D6

Zumindest die ersten 3 Salze sollte man auch über längere Zeit in einer Dosis von insgesamt 12 Tabletten im Lauf des Tages im Mund zergehen lassen.

Als Stoffwechsel- und Ausleitungssalze können auch folgende Schüßler-Ergänzungsmittel für das ansteigende Fußbad und für die regelmäßige Einnahme im Zuge einer Rheumatherapie angewendet werden:

ZUTATEN Salz Nr. 16, Lithium chloratum D12; Salz Nr. 17, Manganum sulfuricum D12; Salz Nr. 24, Arsenum jodatum D12

Heilöle und Schüßler-Salze ergänzen sich sehr gut.

Ätherische Öle

Je 1 Tropfen ätherisches Öl von Ingwer, Wacholder, Muskatellersalbei und Cajeput in etwas Sahne, Olivenöl oder Honig auflösen und in das ansteigende Fußbad geben.

Schüßler-Salben

Nach dem ansteigenden Schüßler-Fußbad die Füße mit der Salbe Nr. 3, Ferrum phosphoricum, einreiben. Warme Wollsocken überziehen und 20 bis 30 Minuten ruhen.

Auch die Salbe Nr. 6, Kalium sulfuricum, ist gut geeignet – vor allem, wenn die Haut juckt und sich schuppt, wenn sie trocken und hart geworden ist, und wenn wandernde rheumatische Schmerzen auftreten.

Schüßler bei Schnupfen

Fußbad mit Schüßler-Salzen

ZUTATEN Salz Nr. 3, Ferrum phosphoricum D12; Salz Nr. 7, Magnesium phosphoricum D6; Salz Nr. 8, Natrium chloratum D6

Parallel dazu empfiehlt es sich, bei den ersten Anzeichen des Schnupfens viertelstündlich 1 bis 2 der Tabletten im Wechsel im Mund zergehen zu lassen. Dazu 3-mal täglich eine »Heiße Sieben« – 10 Tabletten vom Salz Nr. 7 in 1 Glas heißem Wasser auflösen und schluckweise trinken.

Ätherische Öle

Je 1 Tropfen ätherisches Öl von Cajeput, Manuka, Pfefferminze, Kiefer und Eukalyptus in etwas Sahne, Olivenöl oder Honig auflösen und in das ansteigende Fußbad geben.

Schüßler-Salben

Nach dem ansteigenden Schüßler-Fußbad die Füße mit der Salbe Nr. 8, Natrium chloratum, einreiben. Warme Wollsocken überziehen und 20 bis 30 Minuten ruhen.

Schüßler bei Halsentzündungen

Fußbad mit Schüßler-Salzen

ZUTATEN Salz Nr. 3, Ferrum phosphoricum D12; Salz Nr. 5, Kalium phosphoricum D6

Parallel dazu empfiehlt es sich, gleich bei den ersten Symptomen alle 5 Minuten je 1 Tablette Ferrum phosphoricum D12 im Mund zergehen zu lassen. Wenn die Mandeln besonders betroffen sind, nimmt man alle 5 Minuten 1 Tablette Kalium phosphoricum D6. Wer in der kalten Jahreszeit ständig Halsprobleme hat, sollte bis zum Abklingen der Beschwerden jede Stunde 1 Tablette Kalium phosphoricum D6 im Wechsel mit Salz Nr. 2, Calcium phosphoricum D6, einnehmen.

Ätherische Öle

Je 1 Tropfen ätherisches Öl von Muskatellersalbei, Thymian und Teebaum in etwas Sahne, Olivenöl oder Honig auflösen und in das ansteigende Fußbad geben.

Schüßler-Salben

Nach dem ansteigenden Schüßler-Fußbad die Füße mit einer Mischung der Salbe Nr. 3, Ferrum phosphoricum, und Nr. 9, Natrium phosphoricum, einreiben. Warme Wollsocken überziehen und 20 bis 30 Minuten ruhen.

Parallel dazu Hals und Brust mit der Salbenmischung einreiben und einen Schmalzwickel anlegen: dafür reichlich Schweineschmalz auf ein Leinentuch geben, dieses um den Hals wickeln und mit einer Binde fixieren.

Schüßler bei Nervenschmerzen

Fußbad mit Schüßler-Salzen

ZUTATEN Salz Nr. 5, Kalium phosphoricum D6; Salz Nr. 7, Magnesium phosphoricum D6; Salz Nr. 11, Silicea D12

Nervenschmerzen wie z. B. bei Ischiasbeschwerden, Fibromyalgie oder Gesichtsneuralgie sind oft äußerst quälend. Im akuten Fall können Schüßler-Salze Erleichterung bringen, nicht aber Heilung. Parallel zum ansteigenden Schüßler-Fußbad empfiehlt es sich, bei einschießendem Schmerz alle 15 Minuten 1 Tablette Kalium phosphoricum D6 im Wechsel mit 1 Tablette Magnesium phosphoricum D6 einzunehmen. Sind die Schmerzen andauernd, krampfartig und bessern sich bei Wärmezuführung, sollte man zur »Heißen Sieben« greifen: 5 bis 10 Tabletten Magnesium phosphoricum D6 in 1/2 Glas heißem Wasser auflösen und langsam schlürfen. Danach alle Viertelstunde 1 Tablette langsam im Mund zergehen lassen.

Ätherische Öle

Je 1 Tropfen ätherisches Öl von Basilikum, Angelika, Jasmin, Rosmarin und Cajeput in etwas Sahne, Olivenöl oder Honig auflösen und in das ansteigende Fußbad geben.

Schüßler-Salben

Nach dem ansteigenden Fußbad die Füße mit der Salbe Nr. 7, Magnesium phosphoricum, einreiben. Warme Wollsocken überziehen und 20 bis 30 Minuten ruhen.

Auf die betroffenen Stellen im Wechsel Salbe Nr. 7, Magnesium phosphoricum, und Nr. 5, Kalium phosphoricum, auftragen.

Schüßler bei Magen-Darm-Störungen

Fußbad mit Schüßler-Salzen

ZUTATEN Salz Nr. 7, Magnesium phosphoricum D6; Salz Nr. 10, Natrium sulfuricum D6; Salz Nr. 5, Kalium phosphoricum D6

Parallel dazu bei Koliken alle 5 Minuten 1 Tablette vom Salz Nr. 7, Magnesium phosphoricum, in heißem Wasser aufgelöst einnehmen. Bei schleimigem Durchfall alle 10 Minuten 1 Tablette Natrium chloratum D6 im Mund zergehen lassen, bei Blähungen und Verstopfung Salz Nr. 10, Natrium sulfuricum D6, alle 10 Minuten.

Ätherische Öle

Je 1 Tropfen ätherisches Öl von schwarzem Pfeffer, Majoran und Estragon in etwas Sahne, Olivenöl oder Honig auflösen und in das ansteigende Fußbad geben.

Schüßler-Salben

Nach dem Fußbad die Füße mit einer Mischung aus Salbe Nr. 7, Magnesium phosphoricum, und Nr. 10, Natrium sulfuricum, einreiben. Warme Wollsocken überziehen und 20 bis 30 Minuten ruhen. (Bei Verdauungsproblemen siehe auch Seite 27ff.)

Schüßler bei Blasenentzündungen

Fußbad mit Schüßler-Salzen

ZUTATEN Salz Nr. 3, Ferrum phosphoricum D12; Salz Nr. 9, Natrium phosphoricum D6

Parallel dazu stündlich 3 bis 4 Tabletten von Salz Nr. 3, Ferrum phosphoricum D12, im Mund zergehen lassen, ab Tag 2 im Wechsel mit Salz Nr. 9, Natrium phosphoricum D6. Wenn die Beschwerden abklingen, ab Tag 3 je 3-mal 2 Tabletten.

Ätherische Öle

Je 1 Tropfen ätherisches Öl von Kamille und Lavendel in etwas Sahne, Olivenöl oder Honig auflösen und in das ansteigende Fußbad geben.

Schüßler-Salben

Nach dem Fußbad die Füße mit Salbe Nr. 12, Calcium sulfuricum, einreiben. Warme Wollsocken überziehen und 20 bis 30 Minuten ruhen.

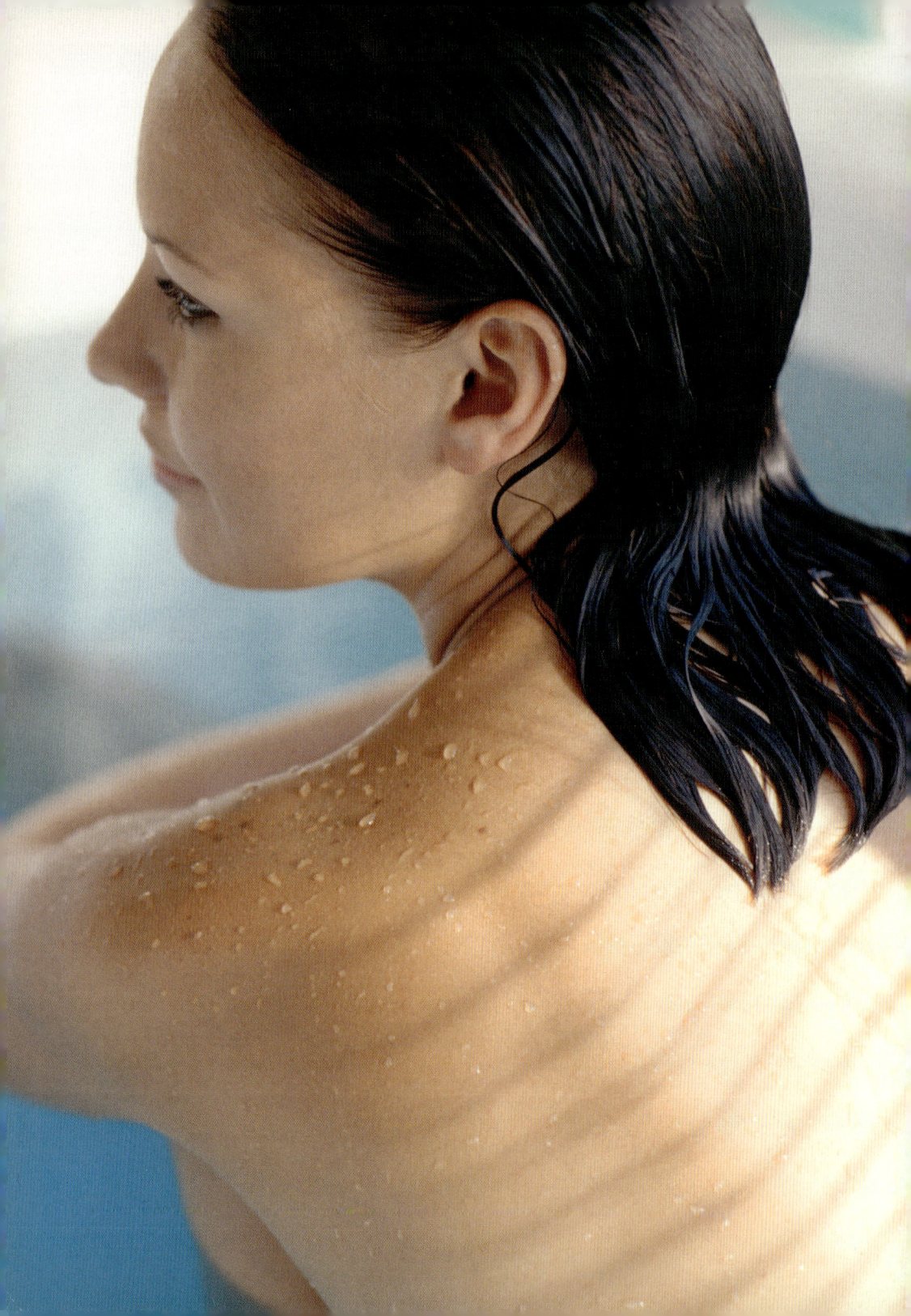

Schüßler-**Vollbäder**

Regelmäßige Bäder unterstützen unsere Gesundheit, beugen Erkrankungen vor und fördern die Genesung. Es gibt eine ganze Bäderkunde: die Lehre von der therapeutischen Behandlung mit Bädern oder »Balneotherapie«. Bei der methodischen Anwendung von Wasser zur Behandlung verschiedenster akuter oder chronischer Beschwerden spricht man auch von Hydrotherapie (griech. hydro = Wasser).

Bäder regenerieren und entspannen

Der Nutzen von körperwarmen, mild temperierten oder richtigen Warmbädern lässt sich an der Wirkung ablesen: Muskelentspannung, Gelenkentlastung, Schmerzlinderung und Gewebeentwässerung. Es können regenerierende Bäder angewandt werden – im Leistungssport spricht man von »Entmüdungsbädern« – oder vegetativ dämpfende Bäder, die vor allem beruhigen sollen.

Die Wärme signalisiert dem Gehirn, dass Nervensystem und Muskulatur nun auf Entspannung schalten können. Es kommt zu einer besseren Durchblutung der gesamten Körperoberfläche und auch der tieferen Hautschichten. Dadurch werden die Zellen mit mehr Nährstoffen und vor allem mehr Sauerstoff versorgt.

Selbstheilungskräfte und Stoffwechsel anregen

Heilsame Zusätze können die Wirkung eines Bades über die Temperatureffekte hinaus verstärken. Das gilt vor allem für den Zusatz von Salzen, im engeren Sinne von Schüßler-Salzen, und von Pflanzenextrakten. Die Selbstheilungskräfte des Körpers werden belebt und gestärkt, der Stoffwechsel und die einzelnen Organe zu mehr und besserer Leistung angeregt.

Besonders wichtig ist diese stoffwechselanregende Wirkung von Bädern deshalb, weil ein Stoffwechsel, der nicht rund läuft, krank macht. Der Abtransport von belastenden Endprodukten der Nahrungsmittel (»Schlacken«) kann nicht mehr richtig funktionieren. Es kommt zu Ablagerungen in Zellen, Gefäßen und Organen. Und dadurch nicht selten auch zu Übergewicht, wodurch wiederum der Stoffwechsel belastet wird.

Schüßler-Vollbad bei Erkältung

25 Tabletten Nr. 3, Ferrum phosphoricum D12, und 25 Tabletten Nr. 8, Natrium chloratum D6, in heißem Wasser auflösen und die Mischung in die Badewanne geben. Mit heißem Wasser (38 bis gut 40 °C) auffüllen und 10 bis 15 Minuten darin baden. Anschließend warm eingepackt ins Bett legen und 1/2 bis 1 Stunde ruhen.
Parallel zum Erkältungsbad von beiden Salzen halbstündlich 1 bis 2 Tabletten im Mund zergehen lassen – bei Kindern jede Stunde je 1 Tablette.
Daneben können die Salze Nr. 3, 7 und 8 auch zum Inhalieren verwendet werden. Dazu löst man je 10 Tabletten in einer Schüssel mit heißem Wasser auf und atmet die Dämpfe unter einem Handtuch für 10 bis 15 Minuten ein.

Zusatz ätherischer Öle

Je 4 Tropfen ätherisches Öl von Eukalyptus, Nadelholz (Kiefer), Anis und Salbei in 1 Esslöffel Honig oder Olivenöl oder Sahne auflösen und ins Vollbad geben.
Alternativ: 6 Tropfen ätherisches Öl vom Teebaum und 8 Tropfen vom Manukabaum in Sahne, Öl oder Honig auflösen und ins Schüßler-Bad geben.

Unterstützende Schüßler-Salben

Nach dem Bad je 1 ca. 2 Zentimeter langen Strang der Salbe Nr. 3, Ferrum phosphoricum, und der Salbe Nr. 8, Natrium chloratum, auf die Hand geben und vermischen. Damit Schläfen, Kinnwinkel, Hals und Brust einreiben.

Schüßler-Vollbad zur Muskelentspannung

25 Tabletten Nr. 3, Ferrum phosphoricum D12, und 25 Tabletten Nr. 9, Natrium phosphoricum D6, in heißem Wasser auflösen und in die Badewanne geben. Mit heißem Wasser (38 bis gut 40 °C) auffüllen und 10 bis 15 Minuten darin baden. Anschließend warm eingepackt ins Bett legen und 1/2 bis 1 Stunde ruhen.

Parallel zum Entspannungsbad von beiden Salzen alle 30 Minuten 1 bis 2 Tabletten im Mund zergehen lassen. Sehr gut bewährt hat sich auch die zusätzliche Einnahme der »Heißen Sieben«: 10 Tabletten vom Salz Nr. 7, Magnesium phosphoricum D6, in 1 Glas heißem Wasser auflösen und schluckweise trinken.

Zusatz ätherischer Öle

7 Tropfen ätherisches Öl von Lavendel, 4 Tropfen von Wacholder und 3 Tropfen von Eukalyptus in 1 Esslöffel Olivenöl, Sahne oder Honig auflösen und in ein 38 °C warmes Vollbad geben. Badezeit: etwa 15 Minuten.

Ergänzende Einreibung nach dem Bad

Je 2 Tropfen ätherisches Öl von Neroli und Majoran, 6 Tropfen von Kamille sowie 4 Tropfen von Lavendel auf 3 Esslöffel Johanniskrautöl geben, gut mischen und bei harten, verspannten, schmerzenden Muskeln massierend einreiben.

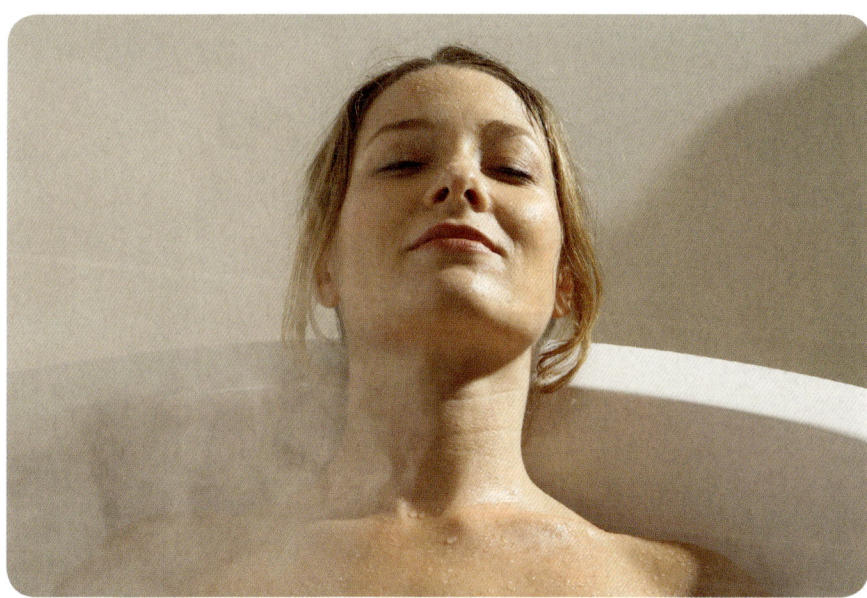

Zur intensiven und wohltuenden Entspannung in der Badewanne können Sie Schüßler-Salze, -Salben und ätherische Öle wunderbar miteinander kombinieren.

Unterstützende Schüßler-Salben

Nach dem Vollbad je 1 etwa 2 Zentimeter langen Strang der Salbe Nr. 3, Ferrum phosphoricum, und der Salbe Nr. 9, Natrium phosphoricum, auf die Hand geben und vermischen. Damit die verspannten und schmerzenden Muskelpartien massierend einreiben.

Schüßler-Vollbad zur Gelenkentlastung

Bei Rückenschmerzen, die meist von den Bandscheiben oder der Hüfte ausgehen, und auch bei anderen Gelenkproblemen je 10 Tabletten Nr. 1, Calcium fluoratum D12, Nr. 2, Calcium phosphoricum D6, Nr. 8, Natrium chloratum D6, Nr. 9, Natrium phosphoricum D6, Nr. 11, Silicea D12, und vom Ergänzungsmittel Nr. 22, Calcium carbonicum D12, in 1 Glas heißem Wasser auflösen und in die Badewanne geben. Mit heißem Wasser (38 bis 40 °C) auffüllen und 10 bis 15 Minuten darin baden. Anschließend warm eingepackt ins Bett legen und 1/2 bis 1 Stunde ruhen.

Parallel zum Entspannungsbad von den Salzen über den Tag verteilt stündlich 2 bis 3 Tabletten im Mund zergehen lassen – dabei abwechseln. Oder auch 2-mal während des Tages die halbe Gesamtdosis in heißem Wasser auflösen – analog zur »Heißen Sieben« – und schluckweise trinken.

Zusatz ätherischer Öle

Je 3 Tropfen ätherisches Öl von Eukalyptus, Ingwer, Kamille, Rosmarin und schwarzem Pfeffer in etwas Sahne, Öl oder Honig verrühren und ins Vollbad geben. Oder: je 3 Tropfen ätherisches Öl von Lavendel, Kamille, Majoran und Rosmarin verwenden.

Oder: 2 Tropfen ätherisches Öl von Ingwer und Wacholder, je 6 Tropfen von Muskatellersalbei und Cajeput (dieser Zusatz an Heilölen hilft auch bei rheumatischen Beschwerden).

Unterstützende Schüßler-Salben

Nach dem Bad je 1 ca. 2 Zentimeter langen Strang der Salbe Nr. 11, Silicea, und der Salbe Nr. 1, Calcium fluoratum, auf die Hand geben und vermischen. Damit die zu entlastenden Gelenkareale einreiben.

Sauer macht gar nicht lustig!

- Basenbäder zur Entsäuerung wirken entspannend und befreien den Körper von belastenden Stoffen. Über die Haut, unser größtes Ausscheidungsorgan, werden Säuren und Schlacken aus dem Körper ausgeleitet: Durch die Zugabe von Schüßler-Salzen und 2 bis 3 Esslöffeln Basenbad zum Badewasser bekommt dieses einen pH-Wert von etwa 8. Das Wasser wird basisch, während der Körper mit einem pH-Wert von etwa 5,8 oder 6 bis unter 7 noch sauer ist (7 ist der neutrale pH-Wert). So entsteht ein osmotischer Druck, der bewirkt, dass die Säuren aus dem Körper ausgeschieden und mit dem Badewasser entsorgt werden.
- Basenbäder helfen, den Stoffwechsel zu entlasten und den Organismus zu entsäuern. Das wirkt sich sehr günstig aus bei Hauterkrankungen wie z.B. Akne, Schuppenflechte, Ekzemen und Neurodermitis.
- Eine positive Wirkung spüren auch Rheumatiker und Frauen in den Wechseljahren. Hier beugt die Anwendung der Knochenentkalkung (Osteoporose) vor.
- Sie können Ihren persönlichen Säure-Basen-Status feststellen, indem Sie den pH-Wert im Urin messen. Entsprechende Teststreifen erhalten Sie rezeptfrei in der Apotheke. Die Streifen sollten mindestens den pH-Bereich von 5,6 bis 8,0 abdecken. Allerdings haben einmalige Messungen keine Aussagekraft. Am besten ist es, ein Tagesprofil zu erstellen mit 9 bis 12 Messungen alle 1 bis 2 Stunden. So erfahren Sie, ob Sie überwiegend sauer sind oder nicht. Im Normalfall ist der Urin morgens und abends eher sauer und erreicht um die Tagesmitte deutlich basische Werte.

Schüßler-Vollbad zur Hautregeneration

Je 7 Tabletten der Schüßler-Salze Nr. 1, Calcium fluoratum D12, Nr. 4, Kalium chloratum D6, Nr. 5, Kalium phosphoricum D6, Nr. 6, Kalium sulfuricum D6, Nr. 8, Natrium chloratum D6, Nr. 11, Silicea D12, und dem Ergänzungsmittel Salz Nr. 21, Zincum chloratum D12 in 1 Glas heißem Wasser auflösen und in die Badewanne geben (sollte die Haut entzündlich gerötet sein, empfiehlt es sich, noch Salz Nr. 3, Ferrum phosphoricum D12, hinzuzufügen). Mit mäßig heißem Wasser (36 bis 38 °C) auffüllen und 10 bis 15 Minuten darin baden.

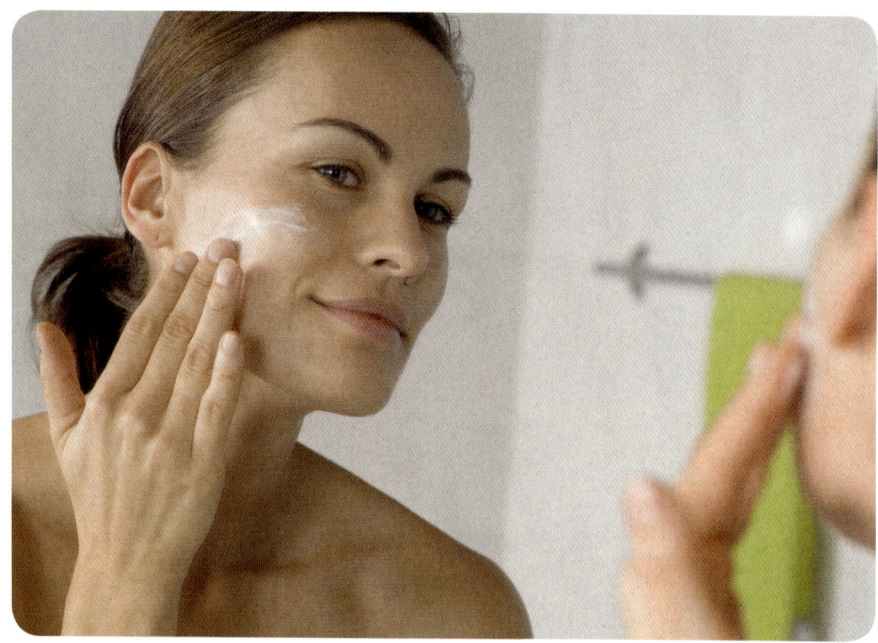

Schüßler-Salben mischen – eine Wohltat für Ihre Haut!

Anschließend wohlig-warm eingepackt ins Bett legen und 1/2 bis 1 Stunde ruhen. Parallel dazu von den Salzen Nr. 11, Silicea D12, und Nr. 4, Kalium chloratum D6, 3-mal täglich 2 Tabletten im Mund zergehen lassen. Oder 3 bis 4 Wochen lang kurmäßig von jedem der Salze des Schüßler-Bades 3 Tabletten (in 2 Portionen) auflösen und schluckweise trinken.

Zusatz ätherischer Öle

Je 5 Tropfen ätherisches Öl von Kamille, Lavendel, Ringelblume, Rose und Majoran in 100 Milliliter Sahne auflösen und in das Vollbad geben.

Unterstützende Schüßler-Salben

Nach dem Vollbad mit Salbe Nr. 11, Silicea, eincremen. Bei unreiner Haut, Akne und Ausschlägen zusätzlich Salbe Nr. 6, Kalium sulfuricum, auftragen. Bei Hautverhärtungen, Rissen und Schrunden zusätzlich die Salbe Nr. 1, Calcium fluoratum, leicht einmassieren. Eine Wohltat für die Haut ist es auch, die Salben zu mischen und damit abends nach der gründlichen Reinigung Gesicht, Hals, Dekolleté und Hände satt einzucremen.

Gesichtsöle selbst gemacht

Für reife Haut: je 5 Tropfen ätherisches Öl von Rose und Weihrauch und 6 Tropfen von Neroli mit 100 Milliliter Johanniskrautöl mischen (morgens anwenden).

Wenn die Haut trocken, rot, gereizt und rissig ist: je 3 Tropfen Vetiver, Manuka und Neroli in 30 Milliliter Mandelöl einrühren, gründlich schütteln und 2 Wochen im Kühlschrank oder Keller ziehen lassen (abends anwenden).

Schüßler-Vollbad zur Entsäuerung

Für ein Vollbad je 10 Tabletten von Salz Nr. 6, Kalium sulfuricum D6, Salz Nr. 9, Natrium phosphoricum D6, Salz Nr. 10, Natrium sulfuricum D6, und Silicea D12 in 1 Glas heißem Wasser auflösen und in das mindestens 37 °C warme Wasser geben – dazu 2 bis 3 Esslöffel eines speziellen Basenbads (aus der Apotheke oder über das Internet), das aus Tonerde und verschiedenen anderen Mineralstoffen besteht. Die Badezeit sollte ca. 15 Minuten betragen. Anschließend warm eingepackt ins Bett legen und 1/2 bis 1 Stunde ruhen.

Parallel dazu von Salz Nr. 9, Natrium phosphoricum D6, 3- bis 4-mal täglich je 2 Tabletten im Mund zergehen lassen.

Zum kurmäßigen Entsäuern das basische Schüßler-Vollbad mit 3 Esslöffeln Basenbad mindestens 1-mal wöchentlich durchführen. Von den Tabletten von Salz Nr. 6, Kalium sulfuricum D6, Salz Nr. 9, Natrium phosphoricum D6, Salz Nr. 10, Natrium sulfuricum D6, und Silicea D12 täglich ein anderes Salz einnehmen. Dosis: 3-mal täglich vor den Mahlzeiten 2 Stück.

Das Salz jeden Tag wechseln und am 5. Tag wieder von vorne beginnen. Die Kur sollte mindestens 3 bis 4 Wochen lang durchgeführt werden.

Bei Sodbrennen und saurem Aufstoßen

Mehrmals pro Stunde 1 Tablette des Schüßler-Ergänzungsmittels Nr. 23, Natrium bicarbonicum D12, einnehmen.

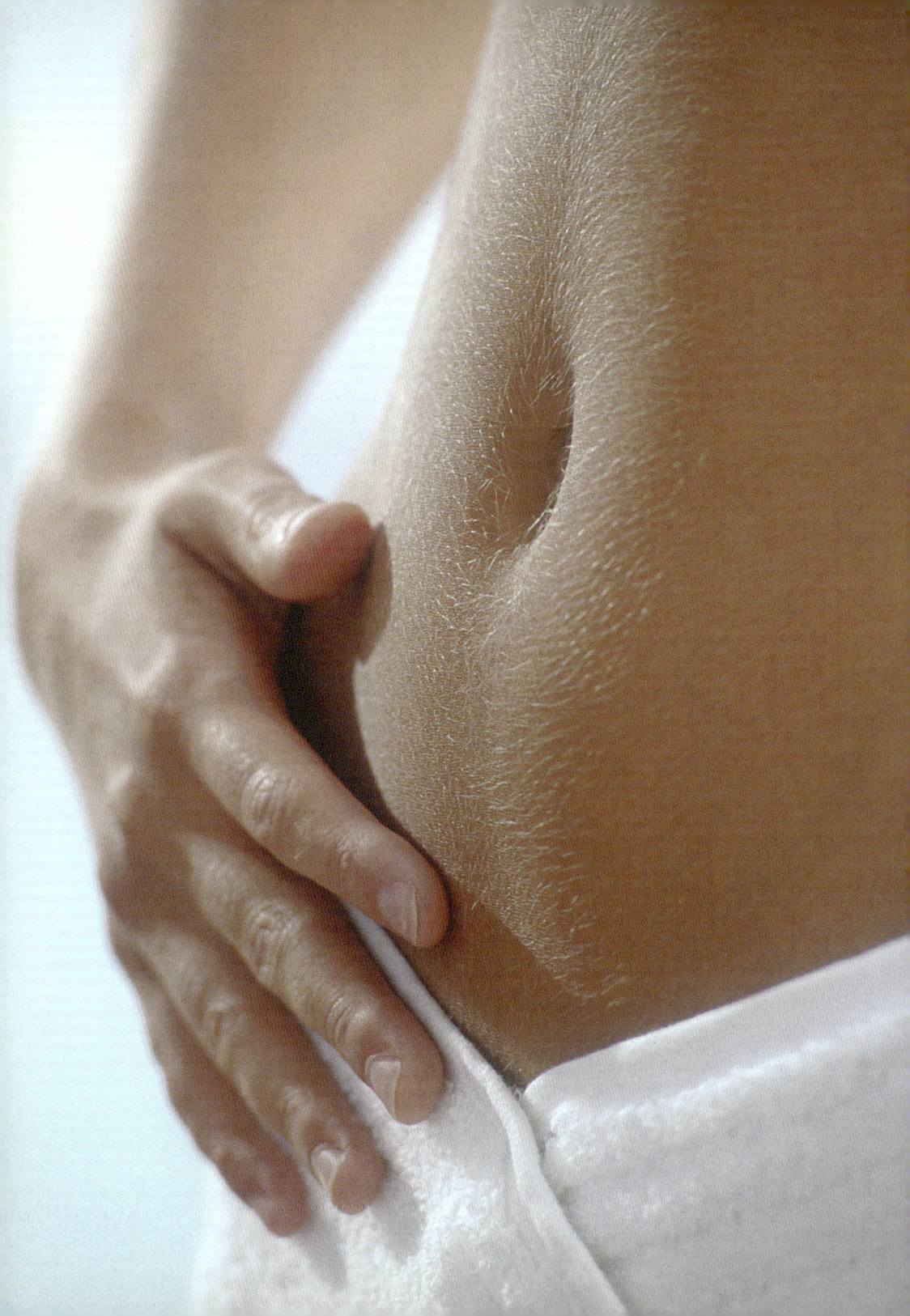

Schüßler-**Wickel** und -**Auflagen**

Für längere Anwendungen, z. B. für das Einwirken einer Salbe über Nacht, legt man Wickel an. Wickel mit Schüßlerschen Funktionsmitteln können im Körperinneren verschiedene Reaktionen auslösen. Dabei spielt auch die Temperatur der Anwendung eine wichtige Rolle. Warme Wickel regen beispielsweise die Durchblutung an. Kalte Anwendungen entziehen zwar zunächst Wärme, können aber nach einiger Zeit genau das Gegenteil bewirken und sogar zu Schweißausbrüchen führen.

Mal warm, mal kalt

Ob besser Kälte oder Wärme zusätzlich zur Salbenanwendung eingesetzt werden sollte, muss individuell ausprobiert werden. Es sollten nie Wickel angewandt werden, die man als sehr unangenehm empfindet, zu denen man sich zwingen muss.

In unseren Breiten wird Wärme seit alters gegen chronische Schmerzen (Gliederreißen), Muskelverspannungen sowie Nervenschmerzen verwendet. Gelenksteife, Rückenschmerzen, Stirn- und Kieferhöhlenentzündungen werden ebenfalls mit wärmenden Wickeln oder manchmal auch nur mit Auflagen behandelt.

Ob Wärme oder Kälte hilft, ist letztlich auch Erfahrungssache. Bei Schmerzen z. B. abgenutzter Gelenke, die in der Regel weder heiß noch gerötet sind, werden warme Wickel als wohltuend empfunden. Wenn sich die schmerzenden Gelenke hingegen heiß anfühlen, sie eventuell zusätzlich gerötet sind, können Entzündungen vorliegen, und es sind kalte Wickel angebracht.

Jeder Mensch reagiert individuell auf Wärme und Kälte. Auch der allgemeine Gesundheitszustand spielt eine Rolle. Bei Erschöpfung oder Fieber ist die Reaktion auf Temperaturänderungen anders als bei Bauchkrämpfen oder Muskelverspannung. Kinder und Ältere empfinden Wärme und Kälte ebenfalls anders als Erwachsene in mittleren Jahren.

Wie heiße Wickel wirken

Bei Ohrenschmerzen und Neuralgien im Kopfbereich sollten die Auflagen nicht zu heiß sein. Mäßig temperierte Anwendungen werden hier besser vertragen.

Heiße Wickel und Auflagen führen unserem Körper Wärme zu. Dadurch erweitern sich zunächst die Blutgefäße, dann dehnt sich die Wirkung auch auf die inneren Organe aus.

Um einen tief greifenden Effekt zu erzielen, muss der Wickel mindestens eine Viertelstunde lang heiß bleiben. Da Wasser jedoch schnell abkühlt, sollten zur optimalen Hitzekonservierung folgende Grundsätze beachtet werden:

- Die heißen Wickel in einem gut temperierten Raum vorbereiten und umlegen.
- Die Wickeltücher vorwärmen (Backofen, Bügeleisen, Heizung).
- Die Salbenauflage mit einem dünnen Baumwolltuch vornehmen.
- Das Tuch für die Umwicklung in heißem Wasser auswringen, sofort auflegen und abdecken. Eine heiße Quelle (beispielsweise Kirschkernsäckchen, Wärmflasche) darauf packen.

Wann der Wickel kalt sein sollte

Kälte kann ebenfalls bei zahlreichen Arten von Schmerzen und Entzündungen in einem akuten Stadium helfen. Sie lindert die Schmerzen und hemmt die Ausbreitung der Entzündung. Kalte Auflagen sind bei akuten Gelenkschmerzen, Verstauchungen, Prellungen, Verrenkungen, Halsschmerzen, Verbrennungen, Insektenstichen und Kopfschmerzen wirksam. Sie können ebenso bei entzündlichen Arthroseschüben Linderung verschaffen.

Auch bei Juckreiz und Mückenstichen trägt das Zusammenziehen der Blutgefäße in der Haut durch niedrige Temperaturen zum Abklingen der lästigen Beschwerden bei. Allerdings muss der kalte Wickel, die Auflage oder der Eiswürfel sofort, nachdem man gestochen worden ist, für mindestens 20 Minuten angewendet und immer wieder mit Kälte aufgefrischt werden, um effektiv wirken zu können. Danach die betroffene Stelle mit einem im Mund aufgelösten Brei von 1 bis 2 Tabletten des Salzes Nr. 3, Ferrum phosphoricum D12, bestreichen oder betupfen oder mit der Salbe Nr. 3, Ferrum phosphoricum, einreiben. Das lindert den Juckreiz dauerhaft.

Hier tut Kälte gut

- Verstauchungen sollten umgehend und mindestens 30 Minuten lang mit Kälte durch einen Eisbeutel behandelt werden (in Intervallen von maximal fünf Minuten; Eis bitte nicht auf die blanke Haut bringen!).
- Auch das Kirschkernsäckchen eignet sich zur Kältebehandlung: einfach in die Gefriertruhe legen, nach 30 Minuten auf die entzündete Schulter legen und mit einem Tuch vor der Umgebungswärme schützen.
- Beachten Sie bitte: Kälte darf weder bei Stirn-, Kieferhöhlen- und Ohrenentzündungen noch bei einem entzündeten Nierenbecken angewendet werden! In diesen Fällen sind Wärmeanwendungen besonders hilfreich.
- Kalte Auflagen eignen sich sehr gut gegen Herzbeschwerden. Dazu genügt es oft bereits, ein mehrfach gefaltetes Baumwolltuch feuchtkalt auf die Brust zu legen und mit einem trockenen Tuch abzudecken. Anschließend kann man noch eine Wolldecke herumwickeln. Dann die Herzgegend mit der Salbe Nr. 7, Magnesium phosphoricum, einreiben.
- Bei Herzbeschwerden kann man außerdem dreimal täglich die »Heiße Sieben« anwenden (10 Tabletten vom Salz Nr. 7, Magnesium phosphoricum, in 1 Glas heißem Wasser auflösen und schluckweise trinken).

Richtig gewickelt

Wichtig ist, dass das innere Tuch faltenfrei und straff aufliegt, damit weder Druckstellen noch Kälte- oder Hitzestaus erzeugt werden. Für die Befestigung des Außentuchs lassen sich Mullbinden, Klammern oder Bänder verwenden. Wickel dürfen auch nie mit Plastikfolie abgedeckt werden! Denn das könnte zu Hitzestaus und sogar Verbrennungen führen. Wenn Feuchtigkeit länger erhalten werden soll, eignen sich moderne Gewebe, die wasserdicht und atmungsaktiv sind. Denken Sie beim Ausrangieren von Regenkleidung daran, dass deren Ärmel die ideale Wickelabdeckung sein können.

Nachdem ein Wickel abgenommen wurde, sollte man nicht einfach zur Tagesordnung übergehen, sondern sich etwas Ruhe gönnen und ihn nachwirken lassen.

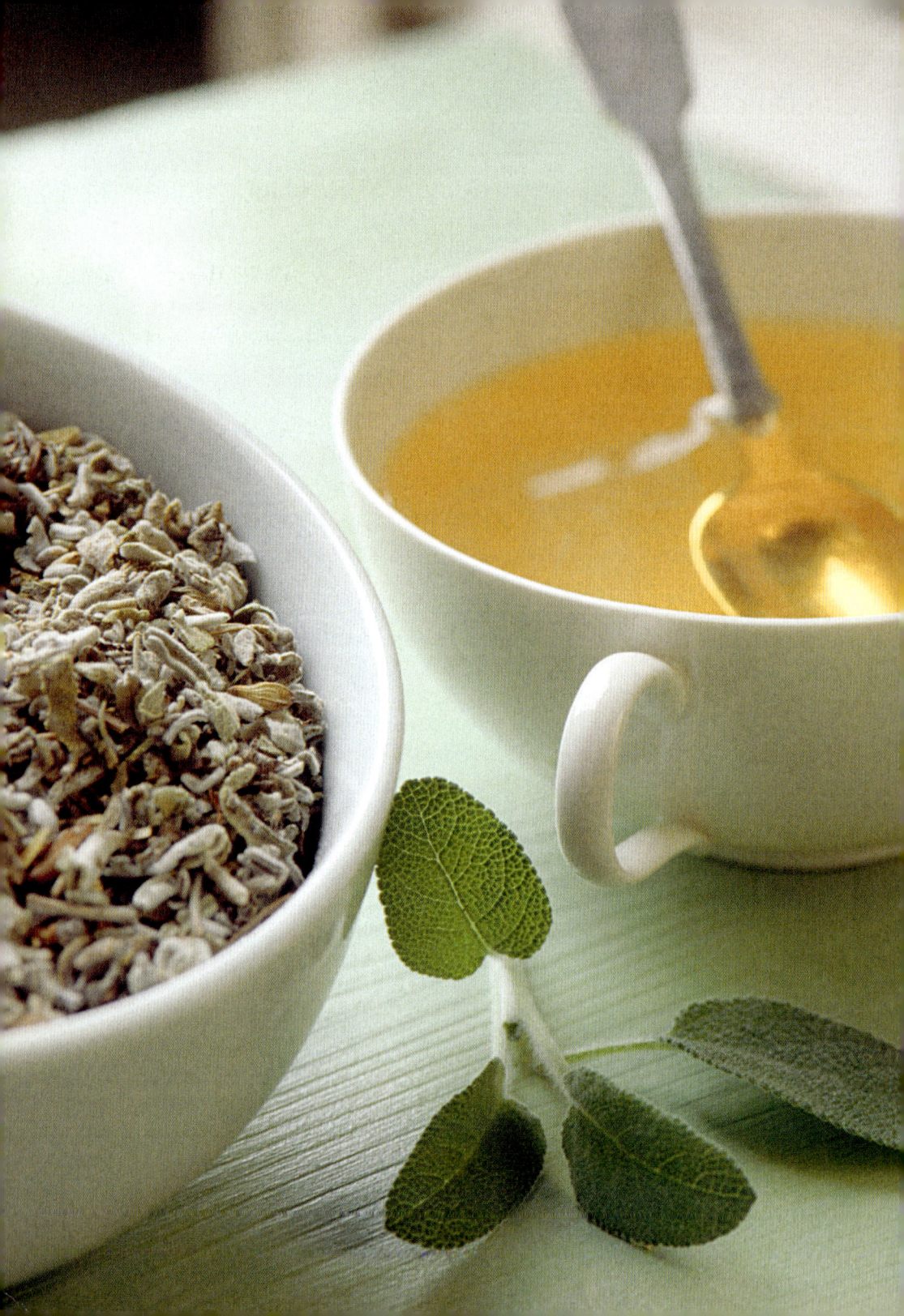

Schüßler und **Heilkräuter**

Viele der heilsamen Kräuter, die wir als natürliches Therapeutikum einsetzen, enthalten neben ätherischen Ölen und Bitterstoffen vor allem hochwertige Mineralsalze. Diese Kräuter unterstützen deshalb das biochemische Konzept Schüßlers und ergänzen es ganz ausgezeichnet.

Heilpflanzen und Salze ergänzen sich

Es ist eine uralte Erfahrung, dass die mit den Wurzeln in gelöster Form von Kräutern aufgenommenen Salze bei bestimmten Erkrankungen heilende Wirkungen erzeugen. Wenn man so bekannte Heilkräuter wie beispielsweise Schachtelhalm (Zinnkraut), Spitzwegerich, Brennnessel, Schöllkraut oder Salbei untersucht, stellt man bei ihnen einen besonders hohen Gehalt an jenen Mineralstoffen fest, die auch in Schüßlers Biochemie verordnet werden. Es ist daher nahe liegend, dass diese Kräuter bei denselben Beschwerden angewandt werden können wie die entsprechenden Salze.

Für die Verdauung

Zur Magenstärkung und bei nervösen Magenschmerzen, bei Völlegefühl und Blähungen setzt man die bewährte Angelikawurzel ein, beispielsweise als Tee: dazu 1 gehäuften Teelöffel getrocknete Angelikawurzel in einer großen Tasse mit kochendem Wasser überbrühen und zugedeckt 10 Minuten ziehen lassen. Nach dem Absehen den Tee in kleinen Schlucken trinken.

Zusätzlich nimmt man die Schüßler-Salze Nr. 3, Ferrum phosphoricum D12, und Nr. 9, Natrium phosphoricum D6, im Wechsel ein – etwa alle 15 Minuten 1 Tablette. In die Haut über der Magengegend wird außerdem ein Salbenstrang einmassiert (siehe Bauchmassage, Seite 27ff.).

Gegen Durchfälle sind Heidelbeeren ein altbewährtes und sicheres Mittel. Man isst entweder 2 bis 3 Esslöffel getrocknete Beeren (erhältlich z. B. im Reformhaus) oder bereitet eine Abkochung zu: 4 Esslöffel getrocknete Heidelbeeren und 1 Prise Salz mit 1/2 Liter Wasser 10 Minuten lang kochen. Heiß abseihen und nach dem Abkühlen über den Tag verteilt in kleineren Portionen kalt trinken.

Dazu passt das Schüßler-Salz Nr. 7, Magnesium phosphoricum D6. Dosierung: alle 5 Minuten 1 Tablette in heißem Wasser gelöst einnehmen. Bei schleimigen Durchfällen lässt man alle 5 bis 10 Minuten 1 Tablette des Schüßler-Salzes Nr. 8, Natrium chloratum D6, im Mund zergehen. Wohltuend ist auch eine Bauchmassage (siehe Seite 27ff.).

Für die Blase

Zur Stärkung der Blase können Bärentraubenblätter zubereitet werden. Sie helfen auch bei leichteren Blasenentzündungen. Man nimmt 2 Esslöffel getrocknete Bärentraubenblätter und setzt sie für einige Stunden mit 3/4 Liter kaltem Wasser an. Dann seiht man ab und kocht die Flüssigkeit abgedeckt einmal kurz auf. Von dem Sud werden über den Tag verteilt 3 bis 4 Tassen getrunken (beachten Sie bitte: Die Anwendung ist nicht für Kinder unter 12 Jahren und nicht während Schwangerschaft und Stillzeit geeignet!).

Dazu passt Salz Nr. 3, Ferrum phosphoricum D12. Dosierung: 3 bis 4 Tabletten pro Stunde im Mund zergehen lassen; ab dem 2. Tag im Wechsel mit Salz Nr. 9, Natrium phosphoricum D6.

Für die Nieren

Hierfür kommen vor allem Birkenblätter, Lindenblüten oder Preiselbeerblätter infrage. Sie werden jeweils als Tee zubereitet. Zubereitung und Dosierung: 1 gehäuften Esslöffel getrocknete Birkenblätter pro Tasse aufbrühen, 15 Minuten ziehen lassen, 3-mal täglich frisch zubereiten. Getrocknete Lindenblüten fördern die Schweißbildung und entlasten dadurch die Nieren. Dosierung wie beim Birkenblättertee beschrieben, aber bereits nach 5 Minuten abseihen. Den Tee kurz vor der angestrebten Schwitzprozedur möglichst heiß und rasch trinken. Preiselbeerblätter werden kalt angesetzt: 4 Esslöffel auf 1 Liter Wasser. Nach einigen Stunden abseihen und kurz aufkochen; 4-mal täglich 1 Tasse dieses Tees trinken.

Dazu passen die Salze Nr. 4, Kalium chloratum, Nr. 6, Kalium sulfuricum, Nr. 8, Natrium chloratum, und Nr. 9, Natrium phosphoricum.

Zusätzlich mit Salbe Nr. 10, Natrium sulfuricum, mehrmals täglich die Nierengegend einreiben und diese Partie immer gut warm halten.

Für die Leber

Bei Leberbeschwerden nimmt man Artischockenblätter zu Hilfe. Sie sind allerdings sehr bitter: 1/2 Teelöffel pro Tasse Wasser ist die maximale Dosierung. Heiß aufbrühen und 5 Minuten ziehen lassen; mehrmals täglich 1 Tasse davon trinken. Dazu passt 6-mal täglich 1 Tablette des Salzes Nr. 6, Kalium sulfuricum D6.

Bei Leberstauung hat sich eine Therapie mit Salz Nr. 10, Natrium sulfuricum D6, bewährt. Die empfohlene Dosis: 6-mal täglich 1 Tablette. Wenn ein unangenehmer Druck auf der Leber lastet, sollte man es mit folgender Anwendung versuchen: 6-mal täglich 1 Tablette des Salzes Nr. 5, Kalium phosphoricum D6, im Mund zergehen lassen.

Bei Leberproblemen sollte außerdem die Partie über dem Organ auf dem Oberbauch mit einem heißen Wickel und Salbe Nr. 6, Kalium sulfuricum, behandelt werden. Am besten abends anlegen und über Nacht einwirken lassen.

Für die Gallenblase

Getrocknetes Erdrauchkraut kann vor allem Gallenbeschwerden lindern. Man übergießt dazu 1 gehäuften Esslöffel pro Tasse mit kochendem Wasser und lässt das Gemisch 5 Minuten ziehen, dann abseihen und den Tee gut warm trinken. Dazu passt 6-mal täglich 1 Tablette des Salzes Nr. 6, Kalium sulfuricum D6.

Bei Husten

Im Fall von Reiz- und Krampfhusten nimmt man 1 Esslöffel getrocknete Huflattichblätter pro Tasse kaltes Wasser. Der Ansatz wird aufgekocht, nach 10 Minuten abgeseiht und 3-mal täglich mit Honig gesüßt getrunken. Im Fall von Verschleimung hilft getrocknetes Spitzwegerichkraut (Zubereitung wie bei Huflattichblättertee).

Dazu passt 6-mal täglich 1 Tablette des Salzes Nr. 4, Kalium chloratum D6. Bei den ersten Anzeichen für einen beginnenden Husten erhöht man die Dosis auf 6-mal täglich 2 Tabletten und alle 15 Minuten 1 Tablette des Salzes Nr. 3, Ferrum phosphoricum D12.

Im Fall von Keuchhusten sind getrockneter Sonnentau und Thymian die richtigen Kräuter. Vom Sonnentau brüht man 1 gehäuften Teelöffel pro Tasse auf und seiht nach 10 Minuten ab. Den Tee immer gut warm trinken, täglich bis zu 4-mal frisch zubereiten.

Thymian ist bakterientötend und auswurffördernd. Man brüht 1 Esslöffel mit 1 Tasse Wasser auf, lässt den Aufguss 5 Minuten ziehen und seiht dann ab. Davon sollten täglich bis zu 4 Tassen gut warm getrunken werden.

Dazu passt Salz Nr. 3, Ferrum phosphoricum D12. Man nimmt alle 15 Minuten 1 Tablette und lässt sie im Mund zergehen. Sehr gut bewährt hat sich gleich zu Anfang auch die »Heiße Sieben«: 10 Tabletten des Salzes Nr. 7, Magnesium phosphoricum D6, in 1 Glas heißem Wasser auflösen und schluckweise trinken.

Ergänzt wird diese Schüßler-Kräutertherapie durch Wickel und Auflagen mit den Salben Nr. 9, Natrium phosphoricum, und Nr. 11, Silicea.

Auch ein sogenannter Schmalzfleck im Wechsel mit den Schüßler-Wickeln ist äußerst hilfreich: dazu Schweineschmalz sehr dick auf ein Baumwolltuch streichen und auf die Brust legen. Mit einem langen, dicken Frotteehandtuch umwickeln (damit das Fett nicht Ihr Bettzeug verschmutzt) und mit Binden fixieren. Über Nacht einwirken lassen.

Zivilisationskrankheit Gicht

Altbewährte Kräuter und Pflanzen können auch im Kampf gegen diese typische Wohlstandserscheinung helfen. Die besten Langzeiterfahrungen hat man dabei naturheilkundlich bisher mit Brennnesselblättern, Meerrettichwurzeln und Wacholderbeeren gemacht.

Das getrocknete Brennnesselkraut wird kalt angesetzt (2 Esslöffel auf 1/2 Liter Wasser), zum Sieden gebracht und für einige Minuten weitergekocht. Kurz vor dem Abseihen gibt man zur Geschmacksverbesserung etwas getrocknete Pfefferminze zu. Von diesem Tee 3 bis 4 Tassen über den Tag verteilt trinken.

Die Meerrettichwurzel wird gerieben. Der Brei sollte pur auf die betroffene Stelle aufgestrichen werden (vorher bitte unbedingt mit einer kleinen Menge die Verträglichkeit auf der Haut prüfen!).

Getrocknete Wacholderbeeren können innerlich und äußerlich angewandt helfen. Am einfachsten ist es, täglich 2- bis 3-mal je 6 bis 7 Beeren ausgiebig zu kauen und schließlich zu schlucken. Oder die Beeren in einem Mörser zerstoßen, mit 1 Tasse kochendem Wasser überbrühen, 10 Minuten ziehen lassen und den Sud trinken. Äußerlich hat sich Wacholderspiritus (aus der Apotheke) zum Einreiben der schmerzenden Areale bewährt.

Zur Schmerzlinderung

Dazu passen am besten die Salze Nr. 11, Silicea D12, und Nr. 9, Natrium phosphoricum D6. Man sollte sie gleich bei den ersten Anzeichen einer Gicht einsetzen. Silicea löst die Harnsäureablagerungen auf, und Natrium phosphoricum verhindert deren Neubildung. Dosierung: täglich 3-mal 1 Tablette Silicea D12 und stündlich 1 Tablette Natrium phosphoricum D6.

Pfarrer Kneipp empfiehlt übrigens, das befallene Gelenk erhöht auf einem Dinkelkissen zu lagern. Bewährt hat sich auch: zuerst ein heißes Kirschkernkissen (auf 120 °C im Backofen erhitzt) auflegen, dann das Gelenk kalt abwaschen. Wenn Wärme Ihre Beschwerden verstärkt, können Sie das Kirschkernkissen in die Gefriertruhe legen und kalt anwenden.

Auch sehr hilfreich – der Salzwickel: dazu 3 Esslöffel Salz in 1/2 Liter kaltem Wasser auflösen, ein Leinentuch mit der Lösung tränken, leicht auswringen und die betroffene Stelle damit umwickeln. Ein trockenes Handtuch darüberlegen und für einige Zeit ruhen.

Die Harnsäure ausscheiden

Sehr wichtig ist bei Gicht, viel Harnsäure auszuscheiden. Dies kann durch häufiges Schwitzen geschehen. Saunagänge sowie harn- und schweißtreibende Tees helfen dabei, z. B. Brennnesselblätter-, Lindenblüten- oder Birkenblättertee (Dosierung und Zubereitung siehe Seite 38).

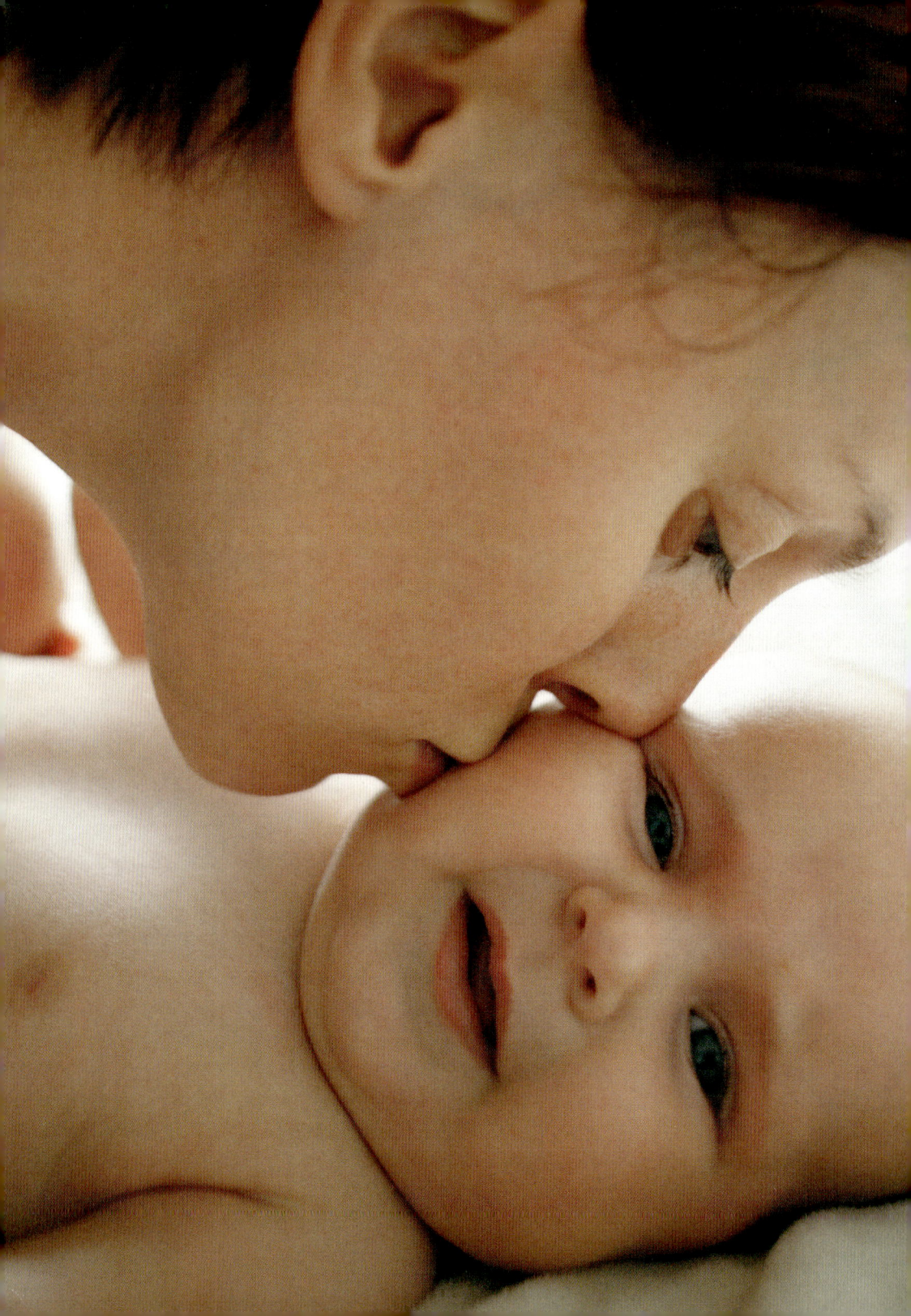

Schüßler **für alle**

Schüßlers biochemische Mittel können auch bei besonderen Bedürfnissen – von Babys, Kleinkindern, Jugendlichen, von Sportlern und älteren Menschen, bei Männer- und Frauenleiden – sehr viel dazu beitragen, Beschwerden und Krankheiten zu lindern oder sogar zu heilen und die unterschiedlichsten Körperfunktionen zu optimieren.

Schüßler für Babys und Kleinkinder

Seinen ersten sensationellen Erfolg erzielte Schüßler bei einer Diphtherieepidemie in Oldenburg: Er heilte dort über 1000 Kinder mit Kalium chloratum D6. Heute sind seine Mittel aus der Kinderheilkunde nicht mehr wegzudenken. Sie sind nebenwirkungsfrei und unterstützen bei vielen Krankheiten die ärztliche Therapie.
Die Erfahrung vieler Kinderärzte zeigt, dass fast alle kleinen Kinder den Mineralstoff Nr. 2, Calcium phosphoricum, benötigen. Er ist wichtig für seelisches Wohlbefinden und Wachstum. Bäder mit diesem Salz und Massagen mit der Salbe gehören daher zu den wichtigsten Anwendungen bei den Kleinen. Bei wundem Po hat sich außerdem die Salbe Ferrum phosphoricum bestens bewährt.

Massagen für die Kleinsten

Kinder lieben Massagen. Sie sind für sie in erster Linie Zuwendung und Hautkontakt. Außerdem bieten sie eine gute Gelegenheit, dem Kind diejenigen Mineralstoffe zukommen zu lassen, die es in seiner Entwicklung unterstützen.
Kinder reagieren noch sensibler als Erwachsene auf die in den Schüßler-Salben enthaltenen Mineralsalze. Deshalb genügen oft schon sanfte Massagen, z. B. auf Bauch und Brust, um Beschwerden abklingen zu lassen. Einfach die massierenden Hände mit der passenden Schüßler-Salbe eincremen. In schwereren Fällen kann ein feuchtwarmer Wickel oder eine Auflage mit der Schüßler-Salbe die Wirkungsintensität erhöhen.

Bäder haben sich bewährt

Gut geeignet für Kinder sind auch Schüßler-Bäder (siehe Seite 19ff. – wobei die Dosis der aufzulösenden Tabletten etwa die Hälfte derjenigen für Erwachsene beträgt). Wichtig ist ein wohltemperierter Raum für die Anwendung – das gilt ebenso bei Massagen. Außerdem sollte die Wassertemperatur etwas niedriger liegen als bei Erwachsenen, am besten zwischen 34 und 36 °C. Die Badedauer beträgt maximal 15 Minuten. Nach dem Bad müssen die Kleinen gut abgetrocknet und für mindestens eine halbe Stunde ins Bett gesteckt oder wenigstens warm eingepackt werden.

Schüßler-Salben für Kinder

Die Wirkungen der Schüßler-Salben entsprechen denen der Salze. Sie sollten deshalb vor allem bei Kleinkindern stets als Begleittherapie oder auch als alleinige Anwendung eingesetzt werden. Bei länger andauernden Beschwerden empfiehlt es sich, die Salben dick aufzutragen und mit einem Wickel zu fixieren.

Schüßler-Salze für Kinder

Die Einnahmeform

Für Flaschenkinder zerquetscht man die Tabletten in der entsprechenden Dosierung und löst sie im Flascheninhalt auf. Man kann sie auch auf die Innenseite der Wangen auftragen, wo sich die Mittel rasch auflösen. Weitere Möglichkeit: einen sterilisierten, angefeuchteten Schnuller mit den zerquetschten Tabletten bestäuben.

Die Dosierung

Die Einnahmemenge der Salze liegt bei Kindern und Jugendlichen naturgemäß niedriger als bei Erwachsenen. Die Grenze zur Erwachsenendosis wird bei etwa zwölf Jahren angesetzt. Bis zum sechsten Lebensjahr sollte man die Hälfte der Erwachsenendosierung wählen, bei älteren Kindern kann man die Gaben langsam und gleitend bis zur Erwachsenendosierung steigern.

Schüßler für Kinder – welches Salz wann?

AUFBAU VON KNOCHEN UND ZÄHNEN Salz Nr. 1, Calcium fluoratum D12

BAUCHWEH Salz Nr. 7, Magnesium phosphoricum D6

BLASENENTZÜNDUNG Salz Nr. 3, Ferrum phosphoricum D12, und Salz Nr. 9, Natrium phosphoricum D6

DURCHFALL Salz Nr. 8, Natrium chloratum D6

FIEBER Salz Nr. 3, Ferrum phosphoricum D12

HUSTEN UND BRONCHITIS Salz Nr. 7, Magnesium phosphoricum D6

KOPFSCHMERZEN Salz Nr. 7, Magnesium phosphoricum D6

KRÄMPFE Salz Nr. 7, Magnesium phosphoricum D6

PRÜFUNGSANGST Salz Nr. 7, Magnesium phosphoricum D6, vorwiegend als »Heiße Sieben« (10 Tabletten auf 1 Glas heißes Wasser)

SCHLAFSTÖRUNGEN Salz Nr. 7, Magnesium phosphoricum D6.

SCHNUPFEN Salz Nr. 8, Natrium chloratum D6, und Salz Nr. 4, Kalium chloratum D6

VERSTOPFUNG Salz Nr. 10, Natrium sulfuricum D6

WUNDSEIN BEI SÄUGLINGEN (WINDELDERMATITIS) Salz Nr. 3, Ferrum phosphoricum D12

ZAHNEN MIT SCHMERZEN Salz Nr. 3, Ferrum phosphoricum D12

Kindern helfen von A bis Z

Bei Krankheiten und Beschwerden der Kleinen können sowohl Schüßler-Salben als auch -Salze zur Anwendung kommen. Die Wahl richtet sich danach, welches Mittel (Salbe, Salz oder beides; Einnahme, Bad und/oder Massage) sich bei den festgestellten Beschwerden am ehesten eignet. Die Dosierung erfolgt nach den Regeln auf Seite 44.

Weitere Tipps bei Kinderbeschwerden

➡ Bei Kindern, die häufig zu Bindehautentzündungen neigen, gibt man 3-mal täglich 1 Tablette vom Salz Nr. 10, Natrium sulfuricum D6. Dieses Mittel hilft auch bei Bläschenbildung auf der Bindehaut.

◗ Zu wenig vom Salz Nr. 2, Calcium phosphoricum D6, kann zu häufigem Nasenbluten und Nervosität führen. Weitere Folgen können Wachstumsstörungen sein (Rachitis).

◗ Kinder, die infektanfällig sind und sich ständig mit Erkältungskrankheiten herumschlagen müssen, haben mit hoher Wahrscheinlichkeit ein gestörtes Immunsystem. Dagegen kann man im akuten Fall Salz Nr. 11, Silicea D12, einsetzen, das anregend auf die Abwehrzellen des Körpers wirkt. Für eine dauerhafte Immunstärkung empfiehlt sich folgendes zwölfwöchiges Programm: 4 Wochen lang täglich 3-mal 1 Tablette Nr. 3, Ferrum phosphoricum D12. Danach weitere 4 Wochen lang täglich 3-mal 1 Tablette Nr. 7, Magnesium phosphoricum D6. In den letzten 4 Wochen täglich 3-mal 1 Tablette Nr. 6, Kalium sulfuricum D6.

◗ Säuerliche Durchfälle von Kleinkindern (mit gelblichem Zungenbelag) werden mit Nr. 9, Natrium phosphoricum D6, behandelt. Man gibt alle 30 Minuten 1 Tablette.

◗ Kindern, die einen eiweißartigen Auswurf haben, gibt man stündlich 1 Tablette Nr. 2, Calcium phosphoricum D6, zum Lutschen. Bei einem gelblich schleimigen Auswurf hat sich Nr. 6, Kalium sulfuricum D6, bewährt. Die kleinen Patienten sollten pro Stunde 1 Tablette einnehmen.

◗ Wenn Kleinkinder Milchschorf bekommen, handelt es sich um die in diesem Alter häufige Form einer Neurodermitis. Sie zeigt sich oft in schuppenden, gelblichen, zum Teil nässenden Flecken am Kopf und im Gesicht. Bei den meisten Kindern verschwinden diese im zweiten Lebensjahr wieder. Es kommt Nr. 9, Natrium phosphoricum D12, zur unterstützenden Behandlung infrage – täglich 6 Tabletten in Tee gelöst geben.

◗ Wundsein bei Kleinkindern tritt vor allem auf bei Verdauungsstörungen oder großer Überempfindlichkeit gegenüber bestimmten Nahrungsmitteln; außerdem bei einer sehr nässeempfindlichen Haut. Auch durch Wasch- und Pflegemittelallergien können oft schwer abheilbare Wundstellen entstehen. Dagegen gibt man vor jeder Mahlzeit 1 Tablette Nr. 9, Natrium phosphoricum D6, und Nr. 8, Natrium chloratum D6. Außerdem hat sich Salbe Nr. 8, Natrium chloratum, bewährt.

◗ Bei nässenden Ekzemen, bei Milchschorf, Augenentzündungen und Darmstörungen kann das Ergänzungsmittel Nr. 22, Calcium carbonicum D12, helfen. Es ist für die Behandlung von Kindern sehr gut geeignet, da es auch beruhigend wirkt und hilft, körperliche Erschöpfung zu überwinden.

➡ Zum Muskelaufbau und zur kräftigenden Massage bei allen chronischen Erkrankungen wird oft Calcium-phosphoricum-Salbe (Nr. 2) eingesetzt. Wenn Kinder mit Knochenschwäche zu kämpfen haben, wenn Brüche schlecht heilen, ist Calcium-phosphoricum-Salbe das Mittel der Wahl. Auch bei Verkrampfungen, Schiefhals und Migräne hilft eine Einreibung damit. Schließlich kommt sie auch bei Rückenschwäche, eitrigen Hautausschlägen und Lymphdrüsenschwellungen zum Einsatz.

➡ Zwischen dem vierten und achten Lebensmonat brechen die Milchzähne durch – für Eltern und Kind oft eine Leidenszeit. Das Zahnfleisch rötet sich und schwillt an. Häufig kommen auch Durchfälle und Fieber dazu. Zur Förderung des Zahndurchbruchs sollte man abwechselnd Salz Nr. 2, Calcium phosphoricum D6, und Nr. 1, Calcium fluoratum D12, geben. Die Gesamtdosis: 4 bis 6 Tabletten täglich. Wenn Fieber dazukommt, ist Nr. 3, Ferrum phosphoricum D12, das richtige Mittel. Man gibt pro Tag 6-mal 1 Tablette.

Schüßler für Jugendliche

Im Prinzip können Jugendliche wie Erwachsene mit den Schüßler-Mitteln therapiert werden. Allerdings gibt es einige spezielle Beschwerden dieser Altersgruppe.

Bei Akne

➡ Zur Milderung der Hauterscheinungen ist Salz Nr. 3, Ferrum phosphoricum D12, hilfreich. Man lässt 3-mal täglich 1 bis 2 Tabletten im Mund zergehen.

➡ Bei chronischen Eiterungen der Pickel kann auch Salz Nr. 12, Calcium sulfuricum D6, zum Einsatz kommen. Außerdem: das Zusatzmittel Nr. 24, Arsenum jodatum D12. Es sollten mindestens 3-mal täglich 1 bis 2 Tabletten im Wechsel eingenommen werden.

➡ Bewährt hat sich auch die langfristige Einnahme des Ergänzungsmittels Nr. 22, Calcium carbonicum D12. Die Dosis: 3-mal 2 Tabletten pro Tag.

➡ Von den Schüßler-Salben kommen Nr. 3, Ferrum phosphoricum, Nr. 12, Calcium sulfuricum, und Nr. 11, Silicea, infrage. Sie sollten im Wechsel abends in die Haut einmassiert oder mit einem Wickel aufgelegt werden und über Nacht einwirken.

Salbe Nr. 3, Ferrum phosphoricum hilft vor allem tagsüber bei entzündlichen, geröteten Pusteln. Das Gleiche gilt für Salbe Nr. 9, Natrium phosphoricum, und Salbe Nr. 10, Natrium sulfuricum.

Bei Prüfungsangst

Vorbeugend sollte man Salz Nr. 7, Magnesium phosphoricum, als »Heiße Sieben« (siehe Seite 15) am Abend vor der Prüfung einnehmen. Am Prüfungstag morgens noch einmal die »Heiße Sieben« und dann alle 30 Minuten je 5 bis 10 Tabletten des Salzes Nr. 7 – oder kurz vor der Prüfung alle 5 Minuten 1 Tablette einnehmen.

Auch das Einreiben der Herzgegend mit Salbe Nr. 7, Magnesium phosphoricum, hat schon so manchem Prüfling geholfen.

Bei Schulangst

Bei starker Unruhe, Herzklopfen, Zittern, Appetitlosigkeit oder Schlafstörungen nimmt man abends die »Heiße Sieben« (siehe Seite 15). Morgens folgt Salz Nr. 5, Kalium phosphoricum D6 – 5 Tabletten in heißem Wasser auflösen und schluckweise auf nüchternen Magen trinken.

Die Salben Nr. 7, Magnesium phosphoricum, und Nr. 5, Kalium phosphoricum, als Einreibemittel für Herzgegend, Bauch und eventuell Rücken anwenden.

Bei Veranlagung zu Übergewicht

Kinder und Jugendliche mit schwächlichem Körperbau und häufigen Schleimhautkatarrhen, die zu Durchfall und Übergewicht neigen, sollten Ergänzungsmittel Nr. 22, Calcium carbonicum D12, 3-mal täglich 2 Tabletten vor den Mahlzeiten, nehmen.

Bei Angstzuständen

Salbe Nr. 5, Kalium phosphoricum, in folgende biochemische Reflexzonen einmassieren: seitlich am Bein, eine Handbreit unterhalb der Kniescheiben, direkt unter dem Kopf des Schienbeinknochens (Meniskus) und oberhalb des Brustbeins.

Schüßler für Männer

Bei Prostataproblemen

Als Unterstützung der ärztlichen Behandlung bei einer gutartigen Vergrößerung:

➡ Je 2 bis 4 Tabletten täglich vom Salz Nr. 3, Ferrum phosphoricum D12, Salz Nr. 4, Kalium chloratum D6, und Salz Nr. 11, Silicea D12.

➡ Bei Schmerzen mehrmals täglich eine »Heiße Sieben« trinken (siehe Seite 15).

Bei Rückenschmerzen

➡ Die Salben Nr. 2, Calcium phosphoricum, und Nr. 11, Silicea, im täglichen Wechsel in die betroffenen Partien einmassieren.

➡ Je 2 bis 3 Tabletten der Salze Nr. 2, Calcium phosphoricum D6, Nr. 11, Silicea D12, Nr. 22, Calcium carbonicum D12, und Nr. 12, Calcium sulfuricum D6, über den Tag verteilt einnehmen oder als Mischung in 1 Glas heißem Wasser trinken.

➡ Bei sehr schmerzhaften Verspannungen zusätzlich 3-mal täglich die »Heiße Sieben« (siehe Seite 15) trinken.

➡ Außerdem Salbe Nr. 7, Magnesium phosphoricum, in die Reflexzone über dem Beckenknochen links und rechts von der Wirbelsäule einmassieren.

➡ Siehe auch: Vollbad zur Gelenkentlastung (Seite 22); ansteigendes Fußbad bei Rückenschmerzen (Seite 12).

Bei Stress

➡ Zur Nervenberuhigung täglich 10 bis 12 Tabletten von Salz Nr. 7, Magnesium phosphoricum, einnehmen.

➡ Siehe auch: Vollbad zur Muskelentspannung (Seite 20f.).

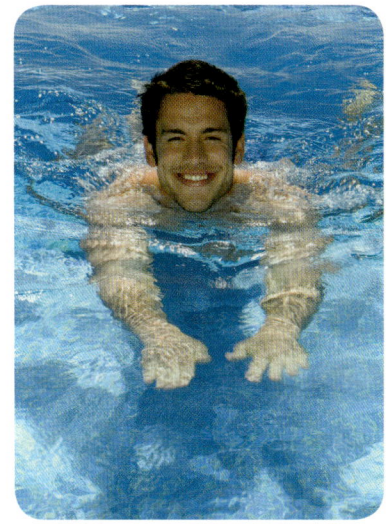

Schwimmen hilft dem geplagten Rücken!

◉ Zur Entspannung bei Unruhe, Schlaflosigkeit, nervlicher Erschöpfung und Gereiztheit hilft es, folgende Schüßler-Salben in Handgelenke, die Herzgegend sowie in Stirn und Schläfen sanft einzumassieren: Salbe Nr. 2, Calcium phosphoricum, Nr. 5, Kalium phosphoricum, Nr. 7, Magnesium phosphoricum und Nr. 11, Silicea.

Bei Impotenz

Stündlich 1 Tablette vom Salz Nr. 8, Natrium chloratum D6, zur Unterstützung einer ärztlichen Therapie einnehmen.

Schüßler für Frauen

Bei Blasenentzündung

◉ Die Bekämpfung dieser Infektion durch den Arzt unterstützt man durch die Einnahme von Salz Nr. 3, Ferrum phosphoricum D12. Dosierung: 3 bis 4 Tabletten pro Stunde im Mund zergehen lassen. Ab dem 2. Tag im Wechsel mit Salz Nr. 6, Natrium phosphoricum D6. Wenn die Beschwerden abklingen, genügen ab dem 3. Tag je 3-mal 2 Tabletten. Wenn Eiter mit dem Urin abgeht, sollte man 6-mal täglich (alle 2 Stunden) Salz Nr. 11, Silicea D12, einnehmen.

◉ Bei chronischer Blasenentzündung: Silicea D12 und Natrium phosphoricum im Wechsel einnehmen; je nach Schwere 3-mal täglich 2 bis 3 Tabletten.

◉ Auch das Ergänzungsmittel Nr. 16, Lithium chloratum D12, hat sich bewährt: 3- bis 6-mal täglich 2 Tabletten im Mund zergehen lassen.

◉ Ein Sitzbad kann die Heilung unterstützen: je 25 Tabletten von Salz Nr. 3, Ferrum phosphoricum D12, und Salz Nr. 6, Natrium phosphoricum D6, in 1 Glas heißem Wasser auflösen und in das hüfthohe, mäßig warme Wasser geben. Badetemperatur: 36 °C. Nach 10 bis 15 Minuten gut abtrocknen und die Füße hochlegen.

◉ Füße stets warm halten! Viel trinken, täglich mindestens 3 Liter, damit die Bakterien ausgeschwemmt werden – am besten Kräuter- oder Blasentee!

◉ Je 10 Tropfen ätherisches Öl von Kamille und Lavendel in 1 Esslöffel Olivenöl auflösen und in das Badewasser für ein Sitzbad geben. Wassertemperatur: ca. 36 bis maximal 38 °C; Badezeit: 10 bis 15 Minuten. Bei einem Duschbad die Mischung kräftig in die Blasengegend einmassieren.

➡ 3 Tropfen ätherisches Öl von Tee- oder Manukabaum, je 4 Tropfen Lavendel, Cajeput und Sandelholz mit 50 Milliliter Johanniskrautöl mischen und den Unterleib damit massieren.

➡ Salbe Nr. 2, Calcium phosphoricum, in die Leistengegend und oberhalb der Schambehaarung sanft einmassieren.

TIPP Bei Blasenentzündung muss der Harn im nicht sauren, alkalischen Bereich liegen – deshalb viel Gemüse und wenig Fleisch essen. Durch Natron (1/2 Teelöffel auf 1 Tasse Wasser) kann der Harn ebenfalls leicht alkalisiert werden.

Bei Wechseljahresbeschwerden

Morgens und abends jeweils eine »Heiße Sieben« (siehe Seite 15) und tagsüber von Salz Nr. 3, Ferrum phosphoricum D12, Nr. 8, Natrium chloratum D6, und Nr. 11, Silicea D12, je 6 bis 8 Tabletten im Wechsel auf der Zunge zergehen lassen.

Zur Schönheitspflege

Hier haben sich die Salben Nr. 11, Silicea, und Nr. 1, Calcium fluoratum, bewährt: morgens und abends in der angewärmten Hand je 1 kleinen Strang der Salben miteinander mischen und sanft in die Gesichtshaut einmassieren.

Schüßler für Sportler

Für Sportler ist es unerlässlich, stets alle Mineralstoffe in optimaler Menge und Art zur Verfügung zu haben. Fehlende Mineralstoffe müssen ersetzt werden, sonst ist es nicht möglich, wirklich gute Leistungen abzurufen. Mit der größeren Nahrungsmenge, die z. B. Fußballspieler aufnehmen, um 90 Minuten Höchstleistung zu bringen, muss auch die Mineralstoffversorgung Schritt halten. Oft wird aber nur auf Intensivernährung mit Kohlenhydraten (Nudeln), Fett und Eiweiß geachtet. Die Mineralstoffversorgung wird vernachlässigt. Das kann zum Leistungsabfall führen.

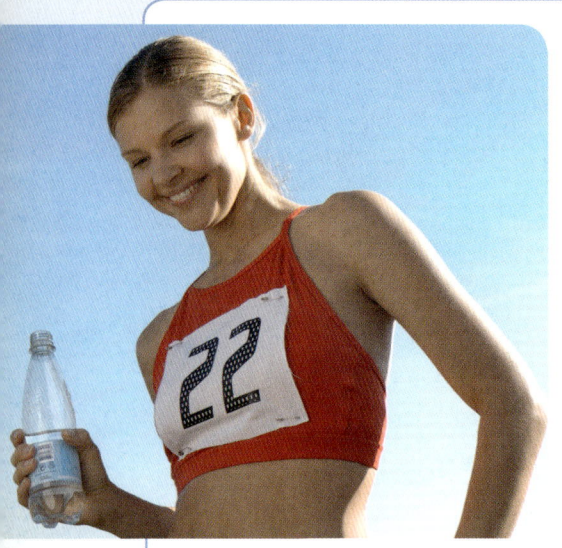

Schüßler hilft, optimal in Form zu kommen!

Die Natriumspeicher füllen

Noch wichtiger als für Fußballspieler ist dies für Sprinter, Schwimmer, Ruderer oder Radrennfahrer. Für sie hat man Techniken entwickelt, um die Mineralstoffversorgung zu garantieren, um die Mineralstoffspeicher mit wichtigem Natriumhydrogenkarbonat aufzuladen. Dabei handelt es sich um Natron, das dem sauren Milieu im Körper entgegenwirkt und als Puffer im Blut dient. Dadurch sollen Laktatanhäufungen (saure Stoffwechselprodukte) und stoffwechselbedingte Übersäuerung (Azidose) verhindert werden – sie behindert die Muskelkontraktion, der Muskel ermüdet schneller.

Schüßler-Salze wirken, ohne zu dopen

Über solche Natrongaben zur Supplementierung verbrauchter Natriumsalze wurde unter Sportwissenschaftlern bereits im Zusammenhang mit Doping diskutiert. Bislang stehen die Laktathemmer auf keiner Dopingliste. Ihre positive Wirkung auf Muskulatur und Bewegungsapparat, auf Kraftreserven und Konzentration wurde in mehreren Studien nachgewiesen: Es kam zu einer deutlich gesteigerten Leistung, wenn die Natriumspeicher des Organismus 1,5 bis 3 Stunden vor dem Sportereignis aufgefüllt wurden. Allerdings verabreichte man dabei bis zu 300 Milligramm Natron pro Kilogramm Körpergewicht – bei einem Athleten von 75 Kilogramm 22,5 Gramm. Bei einigen Studienteilnehmern kam es wegen dieser großen Mengen zu Übelkeit und Durchfall.

Schüßler-Salze zur Natriumversorgung

Wer als Sportler seine Mineralstoffvorräte permanent durch Schüßler-Salze optimiert, hat dieses Problem nicht. Die Funktionsmittel mit Natriumverbindungen sind zahlreich: Salz Nr. 8, Natrium chloratum D6 (Natriumchlorid), Salz Nr. 9, Natrium phosphoricum D6 (Natriumphosphat), Salz Nr. 10, Natrium sulfuricum D6 (Natriumsulfat, Glaubersalz), Ergänzungsmittel Nr. 23, Natrium bicarbonicum D12 (Natriumhydrogenkarbonat), und Ergänzungsmittel Nr. 25, Aurum chloratum natronatum D12.

Schüßler-Getränk gegen Mineral- und Elektrolytverlust

Wichtig für alle, die sich sportlich betätigen und dabei viele Mineralstoffe über den Schweiß verlieren, ist der körpergerechte Ausgleich dieses Verlusts. Das folgende Schüßler-Getränk hat sich bestens bewährt: vom Salz Nr. 3, Ferrum phosphoricum D12, 20 bis 25 Tabletten in 1/2 Liter Wasser auflösen und mit 1 Spritzer Zitronensaft als Durstlöscher trinken.

Mehr Leistung dank Schüßler

Aktive Sportler sollten permanent von diesen Mitteln profitieren und auch über die Haut die Mineralien durch Schüßler-Salben aufnehmen. Nebenwirkungen sind bei dieser Schüßler-Therapie nicht zu befürchten.
Schüßler-Salze gelangen über die Mundschleimhaut direkt in die Zellen, in denen sie gebraucht werden. Es ist nicht nötig, große Mengen Natron in sich hineinzuschütten, die fast ausnahmslos wieder ausgeschieden werden.

Vor Trainingsbeginn

Zu Beginn einer ungewohnten oder völlig neuen sportlichen Aktivität werden oft Muskeln beansprucht, die überhaupt nicht an Belastung gewöhnt sind. Dadurch können Schmerzen und Verhärtungen auftreten, denen man mit der folgenden Schüßler-Mischung vorbeugen kann: ein bis zwei Wochen vor Beginn des Trainings jeden Morgen je 3 bis 6 Tabletten der Schüßler-Salze Nr. 2, Calcium phosphoricum D6, Nr. 5, Kalium phosphoricum D6, und Nr. 9, Natrium phosphoricum D6, einnehmen. Leistungssportler können diese Dosis ohne Bedenken auf 12 bis 15 Tabletten je Salz erhöhen.

Schüßler-Getränk für ein optimales Training

Man löst für diese Trainingsmischung alle Tabletten morgens in 1/2 Liter heißem Wasser auf, füllt die Lösung in eine kleine Flasche und trinkt davon dann tagsüber in vielen kleinen Schlucken – dabei die Lösung immer eine Weile im Mund bewegen, weil die Mineralsalze über die Mundschleimhaut aufgenommen werden.

Für eine Funktionsoptimierung des Organismus sollten begleitend zum Sport über den Tag verteilt je 10 Tabletten der Schüßler-Salze Nr. 3, Ferrum phosphoricum D12, und Nr. 9, Natrium phosphoricum D6, eingenommen werden.

Mit Schüßler-Salben reichlich eincremen

Die andere Möglichkeit zur Auffüllung der Mineralstoffspeicher ist die Einbringung der Funktionsmittel über die Reflexzonen und die direkt betroffenen Hautpartien des Körpers. Dafür sind die entsprechenden Salben bestens geeignet: Nr. 3, Ferrum phosphoricum, und Nr. 9, Natrium phosphoricum, sollten bei sportlichen Aktivitäten immer reichlich angewendet werden.

Wenn Muskelkater auftritt

Meldet sich nach den ersten sportlichen Aktivitäten ein Muskelkater, nimmt man zusätzlich noch insgesamt 6 Tabletten (3-mal 2 Stück über den Tag verteilt) vom Salz Nr. 7, Magnesium phosphoricum D6. Es sollte immer in der Sporttasche Platz finden. Sobald sich Muskelschmerzen oder Seitenstechen ankündigen, lässt man im Fünf-Minuten-Takt 1 Tablette auf der Zunge zergehen. Das ist auch das beste Mittel gegen eventuell auftretende Muskelkrämpfe.

Salbe Nr. 7, Magnesium phosphoricum, sollte ebenfalls griffbereit bei den Sportutensilien liegen. Damit cremt man dann die betroffenen Stellen ein. Sie wirkt entkrampfend und schmerzlindernd.

Bei Verspannung, Prellung oder Verstauchung

Bei Verspannungen der Rücken- und Schultermuskulatur sollten die verhärteten Stellen zusätzlich mit Salbe Nr. 1, Calcium fluoratum, massiert werden.

Wer sich im Training eine Prellung oder Verstauchung zuzieht, sollte so zeitnah wie möglich zu den Salzen Nr. 3, Ferrum phosphoricum D12, und Nr. 4, Kalium chloratum D6, greifen. Dosierung: mehrmals stündlich 1 bis 2 Tabletten im Mund zergehen lassen. Außerdem den verletzten Bereich kühlen und einen Wickel mit Salbe Nr. 3, Ferrum phosphoricum, anlegen.

Bei Wadenkrämpfen

Vor dem Sport ist eine spezielle Salzmischung zum Aufbau von Kraftspeichern zu empfehlen: je 6 Tabletten von Salz Nr. 3, Ferrum phosphoricum D12, von Salz Nr. 5, Kalium phosphoricum D6, und Salz Nr. 8, Natrium chloratum D6, in Wasser gelöst als Cocktail trinken. Manche Gewichtheber schwören darauf, diese vor der Einnahme mit einem rohen Ei zu verrühren.

Treten beim Sport die gefürchteten Wadenkrämpfe auf, hilft Salbe Nr. 2, Calcium phosphoricum. Dieser Mineralstoff wirkt muskelentspannend – und außerdem kräftigt er die Muskulatur zusätzlich.

Bei Gelenkproblemen

Wer öfter von Sehnen- und Gelenkschmerzen geplagt wird, weil sein Bindegewebe und die Knochen instabil sind, findet Hilfe bei den Salzen Nr. 1, Calcium fluoratum D12, und Nr. 11, Silicea D12. Die stabilisierenden Mineralbausteine der beiden Funktionsmittel dringen in die betroffenen Körperzellen ein und stabilisieren sie. Das kann viele Beschwerden verhindern, von Achillessehnenproblemen über blaue Flecken bis zu Zerrungen.

Für die Knochenstruktur wichtig ist außerdem Salz Nr. 2, Calcium phosphoricum D6, das auch den Muskelaufbau fördert.

Die Salben Nr. 1, Calcium fluoratum, Nr. 11, Silicea, und Nr. 2, Calcium phosphoricum, unterstützen außerdem die betroffenen Partien von außen. Über die Haut werden die unentbehrlichen Mineralstoffe in das Körperinnere und die davon profitierenden Zellen transportiert. Auch diese Maßnahme trägt nachhaltig zur Stabilisierung des Bindegewebes und der Knochen bei und ist daher besonders Sportlern zu empfehlen.

Für die »zweite Luft«

Bei Fußballpartien, die in die Verlängerung gehen, ist sehr häufig von »der zweiten Luft« die Rede, die eine Mannschaft ausreichend hat, eine andere eher nicht. Auch im Handball gibt es diesen Begriff der »zweiten Luft« – und darüber hinaus im Sport generell.

Was ist damit gemeint? Ausdauer, eine leistungsfähige Lunge sowie die optimale Sauerstoffversorgung der Muskulatur. Dafür sorgen die Schüßler-Salze Nr. 3, Ferrum phosphoricum D12, und Nr. 6, Kalium sulfuricum D6. Sie erleichtern dem Körper die Anreicherung mit Sauerstoff, weil sie es ermöglichen, dass das blutbildende Eisen aus der Nahrung optimal verwertet wird. Außerdem wirkt Ferrum phosphoricum entzündungshemmend und stärkt das Immunsystem.

Die Atmung optimieren

Die Salben mit den Wirkstoffen Ferrum phosphoricum und Kalium sulfuricum sind auch bestens geeignet, um die Luftwege von außen zu stärken: Sie werden zwischen den Schulterblättern und auf der Brust sanft einmassiert, um die Atmung nachhaltig zu verbessern.

Bei Beschwerden in diesem Bereich wie etwa Belastungsasthma nach einer starken körperlichen Anstrengung, die zur akuten Verengung der Atemwege führt, kann Salbe Nr. 3, Ferrum phosphoricum, im Wechsel mit Nr. 8, Natrium chloratum, enorme Erleichterung bringen.

Wenn der Hustenreiz stark ist, sollte außerdem mit Salbe Nr. 7, Magnesium phosphoricum, massiert werden.

Zur Entspannung nach dem Sport

Nach dem Sport ist eine Salbenmischung aus Magnesium phosphoricum und Calcium phosphoricum sehr angenehm. Noch entspannender und belebender wirkt diese, wenn Sie beim Mischen zusätzlich je 1 Tropfen des ätherischen Öls von Salbei, Thymian, Rosmarin und Ysop beifügen. (Siehe dazu auch: Schüßler-Vollbad zur Muskelentspannung, Seite 20ff.)

Schüßler für ältere Menschen

Natürlich können Schüßlersche Funktionsmittel auch bei Menschen im fortgeschrittenen Alter die unterschiedlichsten Beschwerden und Krankheiten lindern und die Körperfunktionen optimieren – hier nur einige Anwendungsbeispiele.

Bei Altersflecken

Wenn sich Pigmentstörungen auf der Haut ausbreiten, sollte man 2-mal täglich eine Mischung aus den Salben Nr. 12, Calcium sulfuricum, und Nr. 6, Kalium sulfuricum, auf die betroffenen Areale auftragen und sanft einmassieren.

Bei offenen Beinen

Siehe dazu die Anwendungsbeschreibung auf Seite 6f.

Bei Osteoporose

Zur Vorbeugung von Knochenschwund haben sich die Salben Nr. 1, Calcium fluoratum, Nr. 2, Calcium phosphoricum, Nr. 3, Ferrum phosphoricum, und Nr. 11, Silicea, als hilfreich erwiesen.

Bei Augenerkrankungen

Die Zonen hinter dem Ohr, im Nacken und links und rechts der Wirbelsäule sind bei Augenleiden die bevorzugten Reflexzonen, um mit Schüßler-Salben eine zusätzliche Unterstützung der Behandlung durch einen Augenarzt zu erreichen.
Beim grauen Star sind es die Salben Nr. 1, Calcium fluoratum, und Nr. 11, Silicea, die morgens aufgetragen werden sollten. Während des Tages können die Salben Nr. 4, Kalium chloratum, und Nr. 8, Natrium chloratum, hilfreich sein. Am Abend wendet man wieder die Salbe Nr. 11, Silicea, an.
Bei Bindehautentzündung kann ein Auftragen der Salbe Nr. 3, Ferrum phosphoricum, auf die oben beschriebenen Reflexzonen helfen.

KURZ & BÜNDIG

Schüßlers Biochemie – Fragen & Antworten

? Wer war Schüßler?

Wilhelm Heinrich Schüßler wurde 1821 in Bad Zwischenahn bei Oldenburg geboren. Anfänglich war er als Sprachlehrer tätig. Mit 32 Jahren schrieb er sich in Paris für das Medizinstudium ein. Nach einigen Semestern wechselte Schüßler an die Universität in Berlin. Seine Promotion erwarb er schließlich in Gießen. Danach ließ er sich in seiner Heimat Oldenburg nieder und eröffnete eine Praxis als Allgemeinarzt, Wundarzt und Geburtshelfer.

? Wie kam Schüßler auf die Salze?

Durch zwei wissenschaftliche Kollegen war Schüßler auf die Spur des geheimnisvollen Systems der zwölf Salze gebracht worden. Einer war der bekannte Zellularpathologe Dr. Rudolf Virchow (1821–1902), der den Lehrsatz formuliert hatte: »Die Krankheit des Körpers ist gleich der Krankheit der Zelle.« Der andere war der holländische Wissenschaftler Jakob Moleschott. Er hatte erkannt, dass der Mensch nur dann gesund bleibt, wenn er die für das Leben seiner Zellen erforderlichen Mineralstoffe stets in der richtigen Menge und im richtigen Verhältnis aufnimmt. Der Kernsatz seiner bahnbrechenden Erkenntnis lautete: »Die Krankheit der Zelle entsteht durch Verlust an anorganischen Salzen.«

? Was hat Schüßler erforscht?

Schüßler wertete jahrelang in umfangreichen Studien Blutuntersuchungen aus. Schließlich untersuchte er die Asche von Leichen, die in Krematorien verbrannt worden waren. So kam er darauf, dass im menschlichen Organismus (Gewebe, Blut, Knochen und Organe) immer zwölf bestimmte mineralische Verbindungen vorhanden sind. Daraus schloss er, dass diese zwölf Mineralverbindungen für den menschlichen Organismus lebensnotwendig (essenziell) seien, dass ihr Mangel Krankheiten verursachen, ihre Zuführung diese Krankheiten aber auch heilen könne. Damit war das Therapiekonzept geboren.

? Warum heißt Schüßlers Methode Biochemie?

Der Begriff Biochemie entstand im 19. Jahrhundert und wurde erstmals bekannt, als der Wiener Chemiker Vinzenz Kletzinsky (1826–1882) im Jahr 1858 sein »Compendium der Biochemie« drucken ließ. Biochemie heißt die »Chemie des Lebens« und ist die Lehre von den chemischen Vorgängen innerhalb von Lebewesen. Auch Schüßler hat sein System, in welchem chemische und biologische Prozesse ineinander greifen, so bezeichnet. Er hat erkannt, dass nach dem »Gesetz des Minimums« ein biologischer Organismus nur dann gesund sein kann, wenn alle (chemischen oder anorganischen) Mineralsalze über dem Minimum dessen liegen, was eine Zelle benötigt. Wenn auch nur eines unter dem minimalen Bedarf liegt, nützt es auch nichts, dass die anderen Mineralsalze in richtiger Menge vorhanden sind. Der fehlende Stoff muss ersetzt werden, ansonsten sind Erkrankungen unausweichlich.

Wie lauten die wichtigsten Lehrsätze Schüßlers?

Dr. med. Wilhelm Heinrich Schüßler veröffentlichte seine Erkenntnisse über die Biochemie vor gut 120 Jahren in seiner Schrift »Eine abgekürzte Therapie«. Damit erregte er beträchtliches Aufsehen. Schüßler selbst ist 1898 gestorben. In den 110 Jahren, die seither vergangen sind, hat sich seine Heilmethode stets behauptet. Die Lehrsätze, die er für sein biochemisches System hinterlassen hat, wurden inzwischen zeitgemäß und griffig weiterentwickelt. Sie lauten:

1. Alle Krankheiten entstehen durch einen Mangel an ganz bestimmten essenziellen (lebensnotwendigen) Mineralstoffen.

2. Durch die Zuführung der fehlenden Stoffe wird der Mangel im Mineralhaushalt der Zellen ausgeglichen, und dadurch tritt Heilung ein.

3. Die Zuführung der Mineralstoffe darf nur in geringen Dosen erfolgen.

4. Die Mittel müssen so weit verdünnt werden, dass der Übertritt der Mineralstoffe durch die Schleimhäute der Mundhöhle, des Schlunds und der Speiseröhre direkt ins Blut erfolgen kann und die Mittel gar nicht in Magen und Darm gelangen.

Wie kam Schüßler auf die Verdünnungen?

Großen Eindruck hatte auf Schüßler schon immer die Therapie des Arztes Christian Friedrich Samuel Hahnemann gemacht, der zwei Jahrzehnte vor ihm nach Paris gegangen war und dort eine große Praxis betrieben hatte. Die Methode Hahnemanns bezeichnete man seit 1807 als Homöopathie. Ihre Grundlage war und ist die »Ähnlichkeitsregel«. Sie lautet: »Ähnliches wird durch Ähnliches geheilt.« Demnach kann man eine Substanz, die eine Krankheit auslöst, erfolgreich zur Heilung einer ähnlichen Krankheit einsetzen, wenn man diese Substanz in möglichst kleinen Dosierungen verabreicht. Dazu wird sie stark verdünnt, oder – in der Sprache der Homöopathen ausgedrückt – »potenziert«. Die Substanz setzt dann einen »Heilreiz«.

Was sind die biochemischen Potenzen?

Auch die Schüßler-Salze werden verdünnt, damit sie in der Lage sind, in kleinen Mengen durch die Zellwände zu diffundieren. Zur Verdünnung werden hauptsächlich Milchzucker, dazu etwas Maisstärke und etwas Magnesiumsteerat (Hilfsmittel zum Auflösen) verwendet. Die Verdünnungsstufen reichen bei Schüßler von 1 zu einer Million (D6) bis zu der schier unvorstellbaren Stufe von 1 : 1 000 000 000 000 – eins zu einer Billion – (D12). Ein Teil des Stoffes wird bei der Potenz D6 in einer Million Teilen des Verdünnungsstoffs gelöst, bei der D12-Potenz in einer Billion (D steht für Dezimalpotenz).

Wie werden Schüßler-Salze angeboten?

Schüßler-Salze werden in Tablettenform angeboten. Gebräuchlich sind verschraubbare Glasfläschchen mit 80 Tabletten. Auf dem Etikett tragen sie die Aufschrift »biochemische Funktionsmittel« und die Nummer des jeweiligen Salzes von eins bis zwölf. Die Mineralsalze bestehen mit Ausnahme von Silicea jeweils aus einem sauren und einem basischen Element. In den Bezeichnungen gibt der erste Begriff immer das basische Element an, der zweite das saure. Beispiel: Magnesium (basisch) phosphoricum (sauer). Die Verträglichkeit und die hohe Wirksamkeit der Schüßler-Salze beruhen auf dieser Ausgewogenheit. Würde man dem Körper hingegen in größeren Dosen reine Mineralsalze in unverdünnter Form zuführen, müsste man auf Dauer mit schädlichen und auch krank machenden Ablagerungen rechnen. Die verdünnten Mineralkombinationen Schüßlers hingegen sind risikolos einzunehmen. Am gebräuchlichsten ist die Potenz D6. Sie hat sich so sehr bewährt, dass sie auch heute noch von Pharmazeuten, Ärzten und Heilpraktikern als die Regelpotenz anerkannt ist. Eine Ausnahme bilden lediglich die auch von Schüßler bereits anders potenzierten Mittel Calcium fluoratum, Ferrum phosphoricum und Silicea. Sie werden als D12-Potenz angewendet.

Was ist der Unterschied zur Homöopathie?

Wilhelm Heinrich Schüßler hat die zwölf Mineralsalze seines therapeutischen Konzepts zwar, wie in der Homöopathie üblich, stark verdünnt (potenziert), was in den obigen

Ausführungen schon begründet wurde (Durchdringung der Zellmembran). Dennoch unterscheiden sich die Schüßler-Salze von klassischen homöopathischen Mitteln. In der Homöopathie wird ohne Zugabe einer stofflichen Substanz nur ein Reiz gesetzt, um die Selbstheilungskräfte im Organismus anzuregen. Schüßlers Mineralsalze hingegen wirken direkt, indem sie fehlende Stoffe ersetzen, wenn auch in verdünnter Form. Die eingenommenen Mittel sind dabei diejenigen, die dem Körper tatsächlich fehlen.

Was sind Funktionsmittel?

Diese Bezeichnung stammt von Schüßler und bezeichnet die für die optimale Zellorganisation nötigen Betriebsstoffe, also die Mineralsalze, die er als lebensnotwendig erkannt hatte. Weil sie für die Zellfunktion unerlässlich sind, bezeichnete er sie als Funktionsmittel.

Welche Schüßler-Salze gibt es?

Es gibt die zwölf Hauptsalze, die Dr. Schüßler bereits beschrieben hatte. Außerdem wurden von nachfolgenden Wissenschaftlergenerationen in den 110 Jahren nach Schüßler weitere 15 Mineralsalze entdeckt, die als Spurenelemente wichtige Funktionen in den Zellen von Säugetieren erfüllen. Sie werden als Ergänzungsmittel bezeichnet.

Schüßler-Hauptsalze und ihre jeweiligen Eigenschaften

SALZ NR. 1 – CALCIUM FLUORATUM D12 In der Schüßler-Therapie gilt das Mineral als sogenanntes Elastizitätsmittel. Es stabilisiert das Stütz- und Bindegewebe, die Gelenke und die Haut. So kann es Hautfalten glätten, Narben geschmeidig machen und erschlafftes Gewebe festigen, z. B. auch Krampfadern.

SALZ NR. 2 – CALCIUM PHOSPHORICUM D6 Dieses Mineral ist wichtig für den Knochenaufbau und für gesunde Zähne. Es hat in der Therapie mit Schüßler-Salzen eine große Bedeutung als Regenerationsmittel. Es hält die Außenhaut (Membran) der Zellen durchlässig, fördert die Blutgerinnung, optimiert die Muskelbewegungen und ist an der Neubildung von Zellen (auch der roten Blutkörperchen) beteiligt.

SALZ NR. 3 – FERRUM PHOSPHORICUM D12 Es ist enorm wichtig für die Stärkung der körpereigenen Abwehr und schon von daher absolut lebensnotwendig. Das Mineral wirkt Entzündungen entgegen und hilft bei Fieber bis etwa 39 °C. Wenn Ferrum phosphoricum fehlt, sieht man dies oft an dunklen Augenschatten. Die Ernährung und der Aufbau der Musku-

KURZ & BÜNDIG

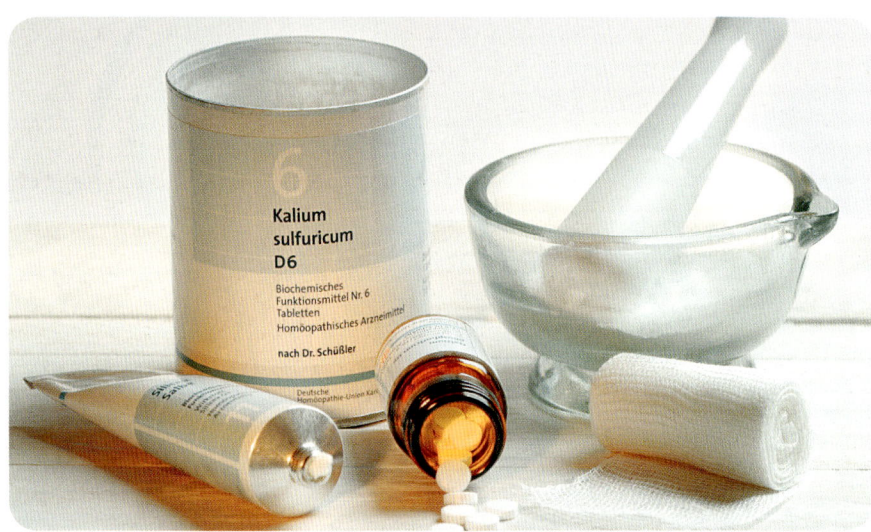

Die Schüßlerschen Funktionsmittel bekommen Sie nicht nur als Tabletten und Salben, sondern auch in Globuli- und Tropfenform.

latur würden ohne dieses Mineral nicht funktionieren. Gedächtnis und Konzentration werden durch Ferrum phosphoricum gefördert. Besonders wichtig ist es bei Entzündungen, bei körperlichen Höchstleistungen, bei Muskelkater und Prellungen.

SALZ NR. 4 – KALIUM CHLORATUM D6 Die Funktion der Schleimhäute ist stark von diesem Mineral abhängig. Bei Entzündungen und Katarrhen verabreicht man deshalb Kalium chloratum, das bei bereits ausgebrochenen Infekten hilft. Es ist für die Erregbarkeit von Nerven und Muskeln zuständig. Dadurch beeinflusst es auch den Herzrhythmus sowie die Magen- und Darmbewegungen.

SALZ NR. 5 – KALIUM PHOSPHORICUM D6 Kalium phosphoricum wird in der Biochemie oft als Antidepressivum und in Zeiten besonderer Anspannung eingesetzt. Es ist wichtig für Nerven-, Blut- und Muskelzellen. Man verabreicht es bei nervöser Überreiztheit, allgemeiner Nervenschwäche, Melancholie, nervösem Kopfschmerz, Herzklopfen mit Angstzuständen, bei Gedächtnisschwäche und nervösen Schlafstörungen.

SALZ NR. 6 – KALIUM SULFURICUM D6 Dieses Mineral unterstützt die Körperentgiftung, hilft bei chronischen Erkältungen und eitrigen Katarrhen. Es ist wichtig für die Sauerstoffversorgung der Zelle, bildet den Betriebsstoff der Bauchspeicheldrüse und ist damit für die

Insulinproduktion zuständig. Außerdem aktiviert es den Stoffwechsel der Leber. Bei Schwere und Mattigkeit in den Gliedern und bei nächtlichem Herzklopfen hat es sich sehr gut bewährt, ebenso bei Gelenkrheuma.

SALZ NR. 7 – MAGNESIUM PHOSPHORICUM D6 Bei akuten Schmerzen kann Magnesium phosphoricum (Magnesiumphosphat) manchmal nahezu Wunder wirken. Immer wenn ein Schmerz plötzlich einschießt, wie bei Wadenkrämpfen, Koliken, Migräne, kann man mit der »Heißen Sieben« helfend eingreifen. Dazu werden 10 bis 15 Tabletten vom Salz Nr. 7 in 1/2 Glas heißes Wasser gerührt und in kleinen Schlucken getrunken. Seine krampflösende Wirkung beugt Herzinfarkten vor. Es hilft bei Krampfhusten, Muskelzucken, Menstruationsbeschwerden und Rheumaschmerzen.

SALZ NR. 8 – NATRIUM CHLORATUM D6 Oft treten die ersten Anzeichen für einen Mangel dieses Salzes an den Augen auf. Sie werden trocken und schmerzen. Dies ist ein Zeichen dafür, dass die Schleimhäute auszutrocknen drohen. In solchen Fällen hilft Natrium chloratum, denn es reguliert den sensiblen Wasserhaushalt im menschlichen Körper. Auch ein salziger Geschmack im Mund kann Hinweis auf einen Mangel an Natrium chloratum sein.

SALZ NR. 9 – NATRIUM PHOSPHORICUM D6 Dieses Mineral ist als phosphorsaures Natron bekannt. Es wirkt Übersäuerung entgegen und hält die Verdauung in Schwung. Das Mineral hat eine wichtige Aufgabe bei der Entschlackung des Körpers. Menschen, die übersäuert sind und einen Mangel an Natrium phosphoricum haben, sind oft chronisch krank, klagen häufig über saures Aufstoßen, wirken missmutig (»sauer«); sogar ihr Schweiß riecht sauer, und die Gesichtsfarbe ist ungesund, fahl, gelblich, fettig glänzend.

SALZ NR. 10 – NATRIUM SULFURICUM D6 Das Salz regt den Stoffwechsel an, fördert die Verdauung und die Ausscheidung von Giftstoffen, vor allem über die Nieren. Es wird bei allen Erkrankungen von Leber, Bauchspeicheldrüse, Galle, Nieren und Blase eingesetzt. Außerdem bei Hautausschlägen, Flechten, nässenden Unterschenkelgeschwüren, Ödemen, grippalen Infekten, bei Asthma, Zuckerkrankheit, Fettsucht und Völlegefühl.

SALZ NR. 11 – SILICEA D12 Bei diesem Mineralsalz handelt es sich um die bekannte Kieselsäure, die für den Körper als Bestandteil des Bindegewebes unentbehrlich ist. Sie ist an der Bildung von Kollagen beteiligt, jener Eiweißsubstanz, die für eine straffe Haut verantwortlich ist. Silicea wird gebraucht für den Aufbau von Knorpeln, Sehnen, Bändern und Knochen und sorgt für die Elastizität und Festigkeit von Haaren und Nägeln. Silicea wird bei allen eitrigen Entzündungen eingesetzt. Geschwüre und Abszesse heilen durch Silicea rascher ab, ebenso Fisteln.

SALZ NR. 12 – CALCIUM SULFURICUM D6 Dieses Mineral hat im Vergleich einen verhältnismäßig kleinen Wirkungskreis. Schüßler hat es anfänglich in sein System aufgenommen, später aber wieder entfernt. Nach seinem Tod im Jahr 1898 wurde es von der Biochemie jedoch neu entdeckt und rehabilitiert. Es wurde festgestellt, dass Calcium sulfuricum in Leber, Galle und Muskeln vorkommt und deren Tätigkeit unterstützt. Seine wichtigsten Anwendungsgebiete sind Abszesse und Eiterungen, völlig gleichgültig, wo die Herde ihren Sitz haben.

Schüßler-Ergänzungsmittel und ihre jeweiligen Eigenschaften

SALZ NR. 13 – KALIUM ARSENICOSUM D6 Dieser Stoff kommt natürlicherweise vor allem in der Haut vor, außerdem im Gehirn, in der Leber, in den Nerven, den Geschlechts- und Zeugungsorganen sowie den Muskeln. Kalium arsenicosum wird vor allem bei Juckreiz und schwer heilbaren Hauterkrankungen eingesetzt. Auch bei nervlicher und körperlicher Erschöpfung findet das Mittel Anwendung.

SALZ NR. 14 – KALIUM BROMATUM D6 Dieses Salz wirkt vor allem auf das Nervensystem, die Geschlechtsorgane sowie auf Haut und Schleimhäute. Es wird von biochemischen Heilern meist eingesetzt bei einer Schilddrüsenüberfunktion, bei nervösen Zuckungen, auch bei Sehstörungen, Asthma, depressiven Verstimmungen, Impotenz, Schlafstörungen, Hauterkrankungen wie Ekzem oder Akne, bei Psoriasis und bei verschiedenen Schleimhautreizungen vor allem im Genitalbereich.

SALZ NR. 15 – KALIUM JODATUM D6 Bei erhöhter Reizbarkeit und Weinerlichkeit wird Kalium jodatum am häufigsten eingesetzt. Es wirkt hohem Blutdruck entgegen, regt die Verdauung an, fördert die Gehirndurchblutung und die Herzgesundheit.

SALZ NR. 16 – LITHIUM CHLORATUM D6 Wenn die Gelenke Probleme machen, weil sie schmerzhaft geschwollen oder versteift sind, dann setzen manche biochemisch orientierten Ärzte und Heilpraktiker dieses Mittel ein. Auch bei Rheuma und Gicht gilt es als wirkungsvoll. In manchen Fällen hilft es auch bei depressiver Verstimmung.

SALZ NR. 17 – MANGANUM SULFURICUM D6 Dieses Mittel wird vor allem im Wechsel mit Ferrum phosphoricum eingesetzt, und zwar zur Bekämpfung von Blutarmut, Bleichsucht, Rheuma, Ermüdungszuständen, Kreislaufstörungen und Zahnschmerzen.

SALZ NR. 18 – CALCIUM SULFURATUM D6 Dieses Mittel ist noch nicht ausreichend erforscht. Es wird auch nur selten eingesetzt. Manche Heilpraktiker wenden es an bei vegetativer Dystonie und Erschöpfungszuständen.

SALZ NR. 19 – CUPRUM ARSENICOSUM D6 Bei einer ganzen Reihe meist nervlich bedingter Krankheitsbilder wird dieses Mittel eingesetzt, so z.B. auch bei Epilepsie, wo es sehr hilfreich ist. Weitere Anwendungsgebiete: Neuralgien, Ischiasbeschwerden, Koliken, Krampfhusten, Muskelkrämpfe. Wenn die Nieren nicht richtig funktionieren und sich Wasser im Körper ansammelt, wird es gelegentlich abwechselnd mit Natrium sulfuricum (Salz Nr. 10) angewandt.

SALZ NR. 20 – KALIUM ALUMINIUM SULFURICUM D6 Hierbei handelt es sich um ein Mittel, das vor allem bei Störungen im Nervensystem eingesetzt wird. Wie Cuprum arsenicosum hilft es aber auch bei Koliken im Bereich des Magens und des Darms sowie bei Schwindelanfällen.

SALZ NR. 21 – ZINCUM CHLORATUM D6 Zink ist ein Spurenelement, das vor allem im Bereich des Wachstums eine große Rolle spielt. Es ist in allen Zellen enthalten und steuert wichtige enzymatische Vorgänge. Ohne Zink kein Leben, keine Fruchtbarkeit, kein funktionierendes Abwehrsystem. Zincum chloratum wird verabreicht beim prämenstruellen Syndrom (PMS), bei Schlafstörungen – vor allem solchen, die auf unruhige Beine und Füße zurückgehen –, bei Nervenkrankheiten und Angstgefühlen.

SALZ NR. 22 – CALCIUM CARBONICUM D6 Dieses Salz wirkt heilend vor allem bei nässenden Ekzemen, bei Milchschorf, Augenentzündungen und Darmstörungen. Vor allem Kinderärzte, die nach der biochemischen Heilmethode behandeln, geben es ihren kleinen Patienten. Calcium carbonicum ist für die Behandlung von Kindern sehr gut geeignet, da es auch beruhigend wirkt und hilft, körperliche Erschöpfung zu überwinden.

SALZ NR. 23 – NATRIUM BICARBONICUM D6 Es fördert die Ausscheidung von Harnsäure und wird deshalb vor allem bei Gicht eingesetzt.

SALZ NR. 24 – ARSENUM JODATUM D6 Das Salz findet Anwendung bei Darmerkrankungen und Lungentuberkulose, aber auch bei Asthma, Akne, Sodbrennen, Schilddrüsenschwellung, Gicht, Rheuma, Hitzewallungen und Nachtschweiß.

SALZ NR. 25 – AURUM CHLORATUM NATRONATUM D6 Es wurde als Ergänzungsmittel erst von Schülern des Dr. Schüßler entwickelt. Daher gehört es auch zu den seltener benutzten Mitteln der Biochemie. Man kennt Aurum chloratum natronatum auch unter dem Namen Goldsalz. Das Mineral kommt im Körper in Zirbeldrüse, Herz und Leber vor. Man setzt es vorwiegend bei Herzschwäche, Schlafstörungen und Menstruationsbeschwerden ein.

SALZ NR. 26 – SELENIUM D6 Auch dieses Mittel – kein Salz, sondern ein Element – wurde erst lange nach Schüßler entdeckt und wird ebenfalls recht selten angewandt. Als Selen

KURZ & BÜNDIG

hat es eine gewisse Bedeutung für den Stoffwechsel und den Schutz der Zelle sowie für andere Maßnahmen zur Körperentgiftung erlangt. Bei Leberschwäche und Erschöpfung kommt es gelegentlich zum Einsatz.

SALZ NR. 27 – KALIUM BICHROMICUM D6 Es ist bekannter als doppeltkohlensaures Kalium und gehört zu den seltener angewandten Mitteln. Man benutzt es zur Behandlung von Übergewicht, Diabetes mellitus und Arteriosklerose.

Welche Schüßler-Salben gibt es?

Von den zwölf Hauptsalzen werden Schüßler-Salben angeboten. Sie sind alle in der Dezimalpotenz D4 hergestellt. Ihre Einsatzgebiete entsprechen im weitesten Sinne den zugrunde liegenden Salzen. Die biochemischen Salben sind überall dort als Fertigpräparate erhältlich, wo es auch Schüßler-Salze gibt.

SALBE NR. 1 – CALCIUM FLUORATUM Sie ist bekannt dafür, dass sie erschlafftes Gewebe festigen, andererseits aber auch verhärtetes Gewebe weich und geschmeidig machen kann.

Die Anwendungsgebiete der Salbe

- Hart gewordene Narben
- Durch Arthrose beeinträchtigte und veränderte Gelenke
- Wachstumsstörungen an Finger- und Zehennägeln
- Hornhaut an Händen und Füßen
- Krampfaderknoten
- Verhärtete Brustdrüsen nach Entzündungen
- Bänder- und Sehnenschwäche
- Schwangerschaftsstreifen
- Rissige und schrundige Haut
- Hämorrhoidalknoten

SALBE NR. 2 – CALCIUM PHOSPHORICUM Sie stärkt das Knochengewebe und fördert die Bildung der Zellen. Sie wirkt sich günstig aus auf Wachstum und Entwicklung der Knochen.

Die Anwendungsgebiete der Salbe

- Schmerzen an älteren Knochenbrüchen
- Schwach wachsende Knochen nach Krankheiten bei Kindern
- Wachstumsschmerzen bei Kindern
- Kapsel- und Bänderschwäche
- Schulkopfschmerz
- Knochenartige Überbeine

- Rückenschmerzen
- Gelenkschwellungen
- Bindehautentzündung
- Schweißbildung, insbesondere am Hinterkopf
- Sehnenscheidenentzündung

SALBE NR. 3 – FERRUM PHOSPHORICUM Sie hat eine wichtige Funktion bei den Abwehrvorgängen (Immunologie) im Organismus. Ferrum phosphoricum fördert die Heilung nach Verletzungen und bei Entzündungen.

Die Anwendungsgebiete der Salbe

- Quetschungen
- Schnittverletzungen
- Insektenstiche
- Muskelschmerzen
- Kalte Hände und Füße
- Prellungen
- Sonnenbrand
- Durchblutungsstörungen
- Blutergüsse
- Herzklopfen

SALBE NR. 4 – KALIUM CHLORATUM Sie steht in enger Beziehung zu den Gerinnungsstoffen im Körper. Bei Entzündungen im zweiten Stadium, wenn diese nicht mehr vernarben wollen, ist sie das Hauptmittel.

Die Anwendungsgebiete der Salbe

- Ekzeme und Ausschläge mit mehlartigen Krusten
- Schleimbeutelentzündungen
- Warzen
- Sehnenscheidenentzündungen
- Nasenschorf
- Tief liegende Krampfadern
- Kniegelenkentzündungen
- Cellulite
- Rippenfellentzündungen
- Venenentzündung
- Operationswunden

SALBE NR. 5 – KALIUM PHOSPHORICUM Sie dient der Heilung bei Muskelproblemen und stärkt die Nerven.

Die Anwendungsgebiete der Salbe

- Ischiasbeschwerden
- Beingeschwüre
- Muskelkrämpfe
- Unterschenkelgeschwüre
- Kreisrunder Haarausfall
- Herzschmerzen
- Muskelschwäche
- Wadenschmerzen
- Nesselsucht
- Nervenschmerzen

SALBE NR. 6 – KALIUM SULFURICUM Kalium sulfuricum ist das Entgiftungsmittel der Biochemie. Die Salbe regt die Ausscheidung im Körper an, unterstützt die Heilungsprozesse und dient der Hautpflege.

Die Anwendungsgebiete der Salbe

- Akne und unreine Haut
- Hautpflege für den täglichen Gebrauch
- Gelenkentzündung
- Ekzeme
- Schuppenflechte
- Hautabschuppungen mit Juckreiz
- Nackenschmerzen
- Neurodermitis
- Entgiftung der Leber

SALBE NR. 7 – MAGNESIUM PHOSPHORICUM Diese Salbe wirkt entlastend auf die Muskulatur. Sie hilft bei Krämpfen und Schmerzen.

Die Anwendungsgebiete der Salbe

- Verspannungen
- Nächtliche Armschmerzen
- Gesichtsneuralgien
- Koliken
- Lidzucken
- Zittern
- Wadenkrämpfe
- Ischiasbeschwerden
- Kopf- und Nackenschmerzen
- Bauchkrämpfe
- Hautjucken
- Einschlafstörungen

SALBE NR. 8 – NATRIUM CHLORATUM Natrium chloratum ist für die Verteilung der Flüssigkeiten im menschlichen Organismus verantwortlich. Es regelt auch den Feuchtigkeitshaushalt der Haut.

Die Anwendungsgebiete der Salbe

- Hautschwellungen
- Hautpilz
- Aufgedunsenheit
- Mitesser
- Insektenstiche
- Rissige und trockene Lippen
- Trockene Haut
- Hautausschläge
- Akne
- Ekzeme
- Fließschnupfen
- Einrisse der Mundwinkel

SALBE NR. 9 – NATRIUM PHOSPHORICUM Das in der Salbe enthaltene Mineral reguliert den Fett- und Verdauungsstoffwechsel. Es wirkt auch bei Übersäuerung.

Die Anwendungsgebiete der Salbe

- Gichtbeschwerden
- Großporige, fettige Haut
- Hühneraugen
- Entzündung der Achseldrüsen
- Milchschorf

- Rheuma (Gelenkarthrose)
- Akne
- Lymphdrüsenschwellungen
- Saurer Schweiß
- Brustentzündung

SALBE NR. 10 – NATRIUM SULFURICUM Diese Salbe hat eine ausleitende Wirkung – ob sie nun bei Völlegefühl nach dem Essen in den Bauch einmassiert wird oder bei stockendem Schnupfen in die Nasenöffnungen.

Die Anwendungsgebiete der Salbe

- Ödeme
- Magenschmerzen
- Cellulite
- Frostbeulen

- Völlegefühl
- Leberstörungen
- Nierenfunktionsschwäche
- Nässende Ekzeme

SALBE NR. 11 – SILICEA Hierbei handelt es sich um Kieselsäure, die in allen Geweben des Organismus enthalten ist. Sie gehört in ihrem Wirkungsspektrum zu den Bindegewebsmitteln wie Calcium fluoratum und Kalium sulfuricum.

Die Anwendungsgebiete der Salbe

- Kräftigung von Haaren und Nägeln
- Übermäßiger Fußschweiß
- Arthrose
- Nackenkopfschmerzen
- Kiefervereiterungen
- Bandscheibenschwäche

- Schlaffe, faltige Haut
- Gelenkbeschwerden
- Beingeschwüre
- Nässende Ekzeme
- Abnutzungserscheinungen der Bänder

SALBE NR. 12 – CALCIUM SULFURICUM Sie wird meist mit Silicea zusammen verabreicht, z. B. wenn Entzündungen und rheumatische Probleme auftreten.

Die Anwendungsgebiete der Salbe

- Rheumatische Erkrankungen
- Abszesse
- Nebenhöhlenentzündungen

- Furunkel
- Akne
- Eitrige Bronchitis

- Beingeschwüre
- Brennende Fußsohlen
- Lymphstau
- Gewebseiterungen
- Ohrenfluss
- Altersflecken
- Lymphknotenentzündung
- Blutungen

Warum kommt es bei Schüßler auf den Typ an?

Jeder Mensch ist einzigartig. Unsere Gene können wir nicht abschütteln, wir können nicht aus unserer Haut. Doch Ähnlichkeiten gibt es. Seit der Antike kennt man den Begriff des »Typus«. Seit Tausenden von Jahren gilt die Beobachtung, dass Menschen auf der Basis ihrer körperlichen oder psychologischen Merkmale in Gruppen gegliedert werden können. Schüßler hat erkannt, dass Menschen sich auch in puncto gesundheitlicher Konstitution in Typen einteilen lassen. Der eine hat nur wenig belastbare Gelenke und ein schwaches Bindegewebe, der andere ist anfällig für Nieren-, Blasen- oder Leberprobleme und hat eine sensible Verdauung. Dazu kommen psychische Eigenschaften wie Furcht oder Entschlossenheit, die einen Typus prägen. Diese Eigenschaften sind an vielen Merkmalen abzulesen, die uns sogar ins Gesicht geschrieben stehen. Und diese prägenden Eigenschaften sind auch jeweils einem der Schüßler-Salze zuzuschreiben: zwölf Salze – zwölf Typen.

Wie erkennt man den Schüßler-Typ?

Die Konstitutionen lassen sich mit Hilfe einer »Antlitzdiagnose« beschreiben. Dadurch werden vor allem Krankheitsbilder erkannt. Neben der Gesichtsform werden die Farbe der Gesichtshaut, Grübchen, Falten, Muttermale, Unreinheiten, Zungenbelag usw. diagnostiziert. Solche Merkmale können bereits Aufschluss über organische Störungen oder über die seelische Verfassung geben. Selbst herauszufinden, welcher Typ man ist, erfordert die Beschäftigung mit dem eigenen Aussehen, der Konstitution und der eigenen Gesundheit. Sie sollte mit einem ehrlichen Blick in den Spiegel beginnen. Gibt es Besonderheiten, die einen von anderen unterscheiden? Was sagt der Partner? Sind im Lauf des bisherigen Lebens bestimmte Merkmale im Gesicht entstanden, die dauerhaft geblieben sind? Häufig wird es jedoch so sein, dass bestimmte Merkmale stark überwiegen und dennoch auch Eigenschaften anderer Typen erkennbar sind.

Körpersignale sind oft Krankheitszeichen. Wenn ein Mineralstoffmangel im Organismus auftritt, gibt der Körper über die Haut sichtbare Signale ab. Farbe und Struktur verändern sich. Davon sind manchmal auch die »Hautausstülpungen« Haare und Nägel betroffen. Wird der Mangel durch die Einnahme von Schüßler-Salzen behoben, gehen auch diese Anzeichen zurück. Damit ist ein Therapieerfolg bereits äußerlich abzulesen.

Welche Schüßler-Typen gibt es?

1. TYP – CALCIUM FLUORATUM Dieser Typ ist oft schon an seiner schlaffen Gesichtshaut zu erkennen. Unter den Augen und manchmal auch an den Oberlidern bilden sich kleine Längs- und Querfalten (Würfelfältchen). Diese Hautregionen sind meist rötlich-blau verfärbt. Es kommt öfter zu Gewebserschlaffung, vor allem in der Bauchregion (schlaffe Bauchdecke), und zu einer Schwäche der Bänder und Sehnen. Die Haut wird leicht schrundig, die Hände sind oft rau und rissig und die Fingernägel brüchig. Das Persönlichkeitsbild ist nicht selten von Existenzangst geprägt. Viele Menschen dieses Typs sind entscheidungsschwach und fürchten sich davor, finanziell nicht mehr über die Runden zu kommen. Um den Mineralstoffhaushalt auszugleichen, sollten etwa 6 Monate lang 2- bis 3-mal täglich je 3 Tabletten Calcium fluoratum D12 eingenommen werden.

2. TYP – CALCIUM PHOSPHORICUM Auffallend ist bei diesem Typ ein charakteristisches »Wachspuppengesicht«. Besonders helle Stellen befinden sich direkt vor dem Ohr. Manchmal ist auch die Region von der Nasenwurzel bis unter die Augenbrauen eigentümlich weiß. Gelegentlich hat der Typ Calcium phosphoricum zusätzlich einen unschönen weißen Zungenbelag. Seine weichen Fingernägel sind ein Zeichen für zu wenig Calcium phosphoricum im Körper. Es kommt auch oft zu Mängeln bei der Zahn- und Knochenbildung oder zu schlecht heilenden Knochenbrüchen. Menschen dieses Typs neigen dazu, Verantwortung abzulehnen. Sie suchen ihre Sicherheit in der Anpassung und bemühen sich, nicht anzuecken. Dabei sind sie sehr materiell eingestellt und durchaus auf ihren Vorteil bedacht. Ihr Temperament ist lebhaft, aber ihr Körper ist meist rasch erschöpft. Etwa 2 Monate lang sollten zum Ausgleich morgens und abends je 2-mal 2 Tabletten Calcium phosphoricum D6 eingenommen werden.

3. TYP – FERRUM PHOSPHORICUM Ein bläulicher Schatten (»Ferrum-Schatten«) bildet sich zwischen Nasenwurzel und innerem Augenwinkel. Außerdem zeigen sich oft bläulich-schwärzliche Schatten unter den Augen, hochrote Ohren und hektische Flecken im Gesicht oder am Hals. Menschen dieses Konstitutionstyps leiden häufiger unter chronischen Erkrankungen, die z. B. den Verdauungstrakt und die Blutgefäße betreffen. Sie sind außerdem oft überempfindlich und rasch erschöpft – das gilt auch für den geistigen Bereich. Ihre

Widerstandskraft gegen den »inneren Schweinehund« ist nur schwach entwickelt. Über den Zeitraum eines Vierteljahres sollten Ferrum-phosphoricum-Typen zum Ausgleich morgens auf nüchternen Magen und abends vor der letzten Mahlzeit je 4 Tabletten Ferrum phosphoricum D12 im Mund zergehen lassen.

4. TYP – KALIUM CHLORATUM Menschen dieses Typs haben häufig kleine Grießkörnchen unter den Augen. Dazu sind die Oberlider milchig-weiß. Deren Färbung wird beschrieben wie mit Deckweiß gemischtes Rot. Beim Sprechen bilden sich bei diesem Typ weiße Fäden in den Mundwinkeln. Die Zunge ist oft weißgrau belegt. Menschen des Typs Kalium chloratum können sich gut in andere hineinfühlen und üben deshalb oft beratende Funktionen aus. Andererseits fühlen sie sich auch als »Opfer« – z. B. von Eltern, die sie nie verstanden hätten, des Chefs, der sie benachteiligt. Vor Krankheiten haben sie nicht selten eine geradezu panische Furcht. Vom Mineralsalz Kalium chloratum D6 sollten zur Ausleitung der Körperverschlackungen mindestens 4 Monate lang vor jeder Mahlzeit 4 Tabletten in 1 kleinen Glas heißem Wasser aufgelöst und langsam schluckweise getrunken werden.

5. TYP – KALIUM PHOSPHORICUM Im Gesicht überwiegt bei sehr starkem Mangel die Farbe Grau, geradezu »schmutzig«. Eingefallene Schläfen sind ebenfalls charakteristisch. Dazu kommen ein Grauton um den Mund, ein senffarbener Zungenbelag und übler Mundgeruch. Es besteht eine Neigung zu Haarausfall, Hautjucken und diversen Allergien. Kreuzschmerzen, Muskelprobleme und Gedächtnisschwäche sind nicht selten. Ständiges Grübeln, depressive Verstimmungen und Platzangst kennzeichnen den Typ. Menschen mit dieser Konstellation sehnen sich nach Zuwendung und Trost. Zum Ausgleich sollten 6 Wochen lang morgens vor dem Frühstück 10 Tabletten Kalium phosphoricum D6 in 1 Glas heißem Wasser aufgelöst und schluckweise getrunken werden.

6. TYP – KALIUM SULFURICUM Charakteristisch sind Pigmentflecken, oft ein bräunlich-gelblicher (ockerfarbener) Schatten um die Augen. Es treten vermehrt »Altersflecken« auf. Menschen dieses Typs werden häufig von einem Reizdarm geplagt, auch von Pilzbefall des Darms und von Fuß- und Nagelpilz. Es kommt auch oft zu einem unangenehmen Völlegefühl im Oberbauch sowie zu Müdigkeit am Morgen. Der Typ fürchtet, nicht mehr geliebt zu werden. Das bessert sich erst, wenn der Kalium-sulfuricum-Haushalt ausgeglichen wird. Dazu sollte man Kalium sulfuricum D6 über 2 bis 3 Monate einnehmen; am besten lässt man über den Tag verteilt 4-mal täglich 4 Tabletten im Mund zergehen.

7. TYP – MAGNESIUM PHOSPHORICUM Nicht selten tritt eine intensive, meist scharf begrenzte Rötung schlagartig irgendwo im Gesicht auf. Es zeigen sich hektische rote Flecken, am häufigsten links und rechts der Nasenflügel, und tiefrote Ohren. Bei Mangel an dem Mineralsalz Magnesium phosphoricum kommt es zu Muskelkrämpfen in der Wade, aber auch im Bereich der Verdauungsorgane. Das kann bis hin zu Herzstolpern gehen. Oft besteht Heißhunger auf Schokolade. Das normalisiert sich erst unter dem Einsatz des fehlenden Schüßler-Salzes Nr. 7, Magnesium phosphoricum. Damit gewinnt dieser Konstitutionstyp, der oft verlegen und unsicher wirkt, auch an Gelassenheit. Magnesium phosphoricum D6 sollte etwa 6 Wochen lang zum Ausgleich zugeführt werden: pro Tag 10 Tabletten auf einmal, am besten als »Heiße Sieben« (siehe Seite 15).

8. TYP – NATRIUM CHLORATUM Grobporige, etwas schwammig wirkende Haut, fettiger Glanz, vor allem auf Lidern und Nase, und häufig ein rötlich entzündeter Lidrand fallen bei diesem Typ auf. Es kommt leicht zu trockenen Augen. Störungen zeigen sich manchmal auch in einem übergroßen Verlangen nach Salzigem und stark gewürzten Speisen. Der Säure-Basen-Haushalt ist vielfach gestört, der Organismus übersäuert. Der Natrium-

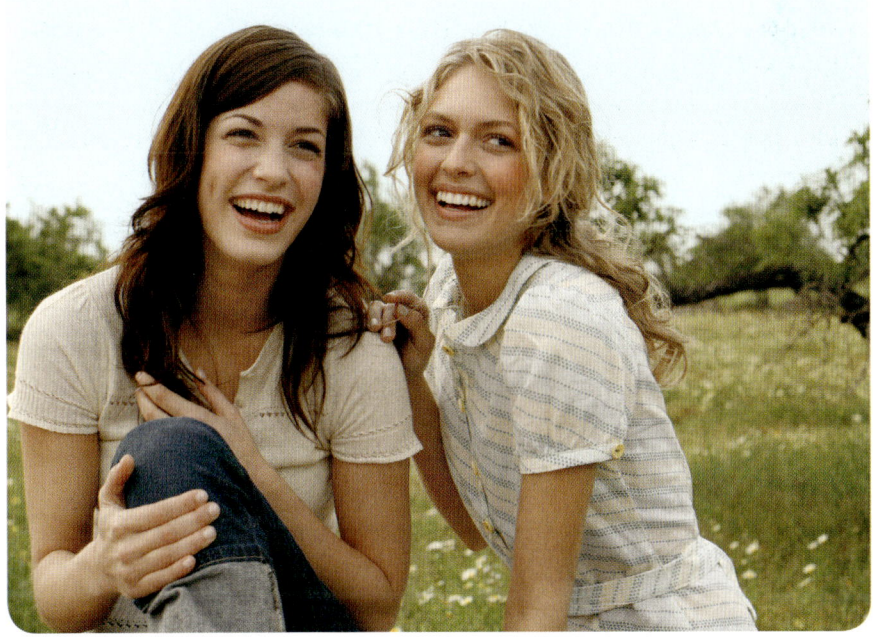

Vielen Menschen steht ihr Konstitutionstyp geradezu ins Gesicht geschrieben.

chloratum-Typ ist oft gekränkt und im Stimmungstief. Antriebsschwäche und Verzagtheit sind nicht selten. Zum Ausgleich sollte über mindestens 6 Wochen hinweg Natrium chloratum D6 eingenommen werden – am besten 3-mal täglich je 4 Tabletten mindestens 30 Minuten vor den Hauptmahlzeiten.

9. TYP – NATRIUM PHOSPHORICUM Die Gesichtsfarbe dieses Typs ist oft ungesund, fahl, gelblich und fettig glänzend. Er wird von Mitessern und Pickeln heimgesucht, aber auch von chronischen Entzündungen wie Akne und Ekzemen. Außerdem verlaufen sogenannte Säurefalten im Gesicht dieses Konstitutionstyps – senkrecht auf die Oberlippe zulaufende Linien. Der Organismus ist häufig übersäuert. Das hat auch Auswirkungen auf das seelische Befinden. Menschen vom Typ Natrium phosphoricum sind häufig Choleriker, sie reagieren schnell gereizt, geraten rasch aus dem Gleichgewicht. Das Mangelsalz Natrium phosphoricum D6 wirkt ausgleichend auf den Säure-Basen-Haushalt. Erforderlich ist die Behandlung über mindestens 3 Monate. Dabei sollte die Einnahme von 6 bis 9 Tabletten Natrium phosphoricum D6 über den Tag verteilt erfolgen.

10. TYP – NATRIUM SULFURICUM Der Typ Natrium sulfuricum wird wegen einer öfter auftretenden auffallend violettroten Verfärbung nicht selten des Alkoholmissbrauchs verdächtigt. Tatsächlich ist bei diesem Konstitutionstyp die Leber meist überfordert, ohne dass Alkohol im Spiel ist. Angeschwollene Augen und schwere Tränensäcke, Ödeme und unkontrollierte Harnabgänge wegen der mangelnden Ausscheidungsfähigkeit kommen bei diesem Typ häufig vor. Er zeigt wenig Bereitschaft zu Veränderungen und ist oft reizbar, aber auch gleichgültig und niedergeschlagen. Eine ausgleichende Kur mit Natrium sulfuricum D6 sollte mindestens 4, besser 8 Wochen andauern. Dabei täglich jeweils mindestens 30 Minuten vor den 3 Hauptmahlzeiten 4 Tabletten einnehmen.

11. TYP – SILICEA Frühzeitig erschlafft beim Typ Silicea das Bindegewebe. Die Folgen: blasse Haut, Runzeln und tiefe Falten. Die Haut wird dünn, rissig, spröde, das Haar stumpf, es fällt aus, die Nägel werden brüchig. Bei Siliceamangel kommt es zu Erschöpfung, Unterernährung und frühzeitigem Altern. Dieser Typ leidet häufig unter Gelenkbeschwerden und Arthrose. Die Bildung von Nierengrieß und auffällige blaue Flecken am Körper sind ebenfalls typisch für ihn. Er ist von Haus aus liebenswürdig, sanft und harmoniebedürftig, oft auch zaghaft. Zur Gesundung sollte man ein Vierteljahr lang täglich 3-mal je 2 Tabletten vom Salz Nr. 11, Silicea D12, mindestens 30 Minuten vor den Mahlzeiten einnehmen.

12. TYP – CALCIUM SULFURICUM Die Haut des Typs Calcium sulfuricum ist oft auffallend weiß. Man spricht von »alabasterweiß« oder »gipsweiß«. Der weiße Ton ist vor allem um die

Augen herum verbreitet und scheint von innen herauszukommen. Eiterungen – Abszesse und Akne – treten vermehrt auf. Mit zunehmendem Alter zeigen sich Pigment- und Leberflecken. Menschen dieses Typs erscheinen oft oberflächlich und wenig konzentriert. Selbst Änderungen, die sie für notwendig erachten, zögern sie immer wieder hinaus. Zum Ausgleich sollten vom Salz Nr. 12, Calcium sulfuricum D6, 3 Monate lang täglich 3-mal 2 Tabletten morgens, mittags und abends eingenommen werden.

Kann man mit Schüßler-Salzen abnehmen?

Mit den Salzen allein verliert man kein Gewicht, sie sind aber die Voraussetzung für eine Optimierung des Stoffwechsels. Und zusammen mit der typgerechten chinesischen Fünf-Elemente-Ernährung, wie sie ähnlich auch im indischen Ayurveda gelehrt wird, hat man beste Voraussetzungen zur gesunden Gewichtsreduzierung (siehe dazu auch von Hans Wagner: »Typgerecht abnehmen mit Schüßler-Salzen – einzigartig kombiniert mit der chinesischen 5-Elemente-Ernährung«, Südwest Verlag, 2007, 96 Seiten – alle Typen, alle Abnehmsalze, viele typgerechte Rezepte).

Wie schnell wirken Schüßler-Salze?

Es ist immer wieder erstaunlich, wie rasch eine »Heiße Sieben« (10 Tabletten mit dem Salz Nr. 7, Magnesium phosphoricum, in 1/2 Glas Wasser gelöst und langsam geschlürft) bei diversen Beschwerden, vor allem bei Muskelschmerzen hilft. Mit Magnesium phosphoricum hat schon Schüßler spektakuläre Erfolge erzielt und sein Publikum verblüfft, weil bereits nach wenigen Augenblicken schlimme Schmerzen wie weggeblasen waren.

Worauf beruht die rasche Wirkung?

Auf der Tatsache, dass Schüßler-Salze, die man langsam im Mund zergehen lässt oder als »Heiße Sieben« schlürft, bereits auf der Mundschleimhaut zu wirken beginnen. Wer schon einmal Hochprozentiges mit dem Strohhalm aufgesogen oder zum Spaß Sekt oder Wein aus einem Schälchen gelöffelt hat, der weiß um die unglaublich rasche Alkoholwirkung, die dadurch eintritt. Das kommt daher, dass der Alkohol sich bei diesem Vorgehen sehr stark im Mund verteilt, dort von den Schleimhäuten aufgesogen wird und direkt ins Blut gelangt. Werden alkoholische Getränke dagegen auf übliche Weise konsumiert, gelangt ein großer Teil recht rasch in den Magen, wird durch den Magensaft verdünnt und tritt viel langsamer in die Blutbahn über.

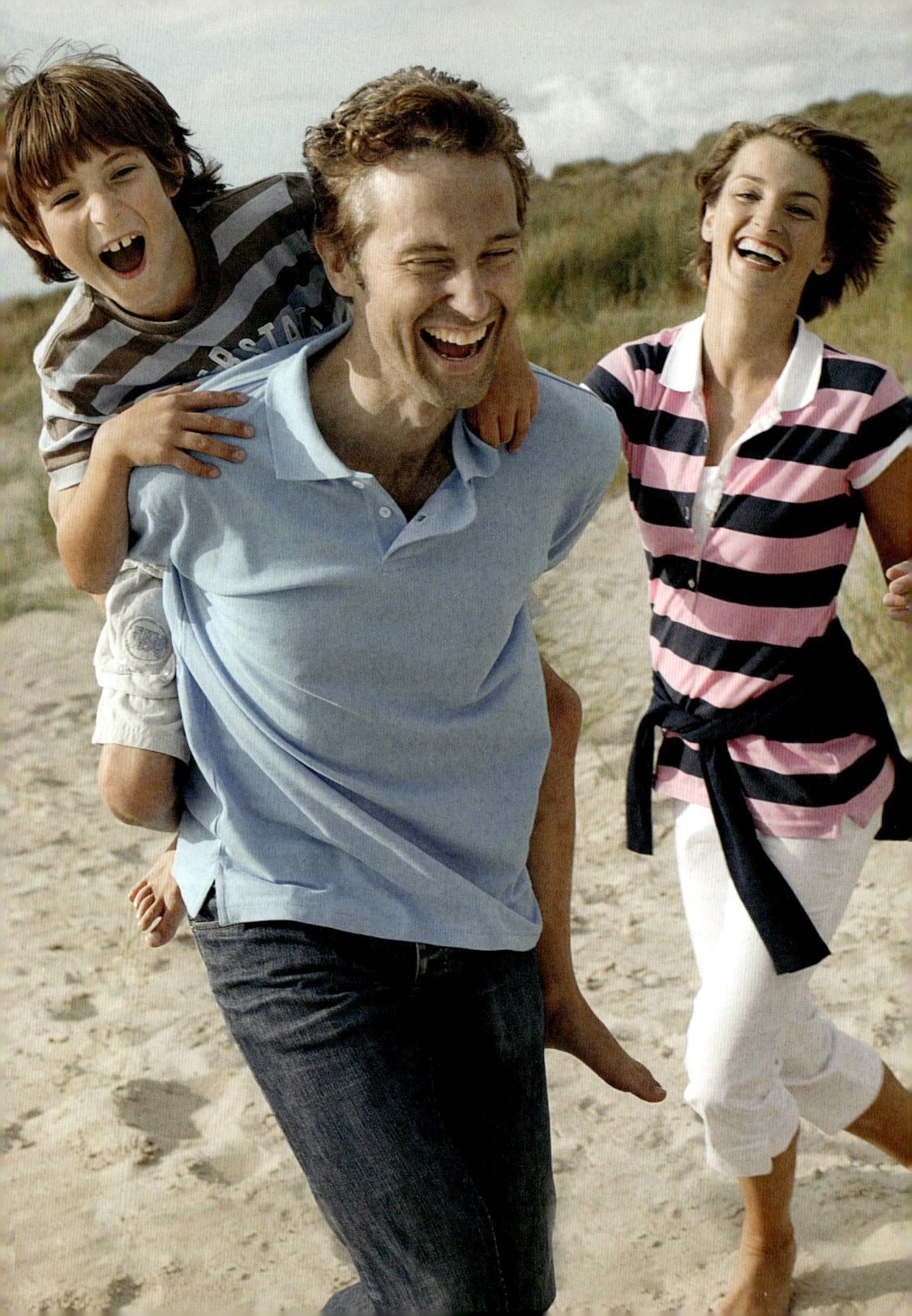

Heilen mit Schüßler
von **A** bis **Z**

Wo Sie sich auch befinden: Wenn plötzlich Gelenkschmerzen einschießen, Kreislaufprobleme oder Kopfweh auftreten, dann bekommen Sie erste Hilfe durch ein Schüßler-Mittel. Einen kleinen Vorrat der zwölf Salze sollten Sie immer dabeihaben. Und in einem kleinen Döschen Ihre individuelle Salbenmischung. Als dritte Anwendungsform gibt es noch den Tablettenbrei, den Sie im akuten Fall mit etwas Wasser oder Speichel zubereiten können (siehe Seite 6f.).

Grundsätze der Selbstmedikation

Eigentlich selbstverständlich: Bei allen unklaren Erkrankungen, bei schweren Verläufen mit Fieber, bei heftigen Beschwerden, die auch nach ein bis zwei Tagen nicht nachlassen, muss ein Arzt aufgesucht werden! Ist die Diagnose klar und die Behandlungsweise festgelegt, kann in Absprache mit dem Arzt zur Unterstützung eine zusätzliche Therapie mit Schüßler-Mitteln durchgeführt werden.

Akut oder chronisch?

Bei plötzlich und sehr heftig einsetzenden Schmerzen, bei Fieberanfällen, Krämpfen und Koliken, bei Herzrasen, plötzlichem Schwindel und Erbrechen ist es enorm wichtig, dem Körper die Schüßler-Mittel sofort zur Verfügung zu stellen. In einem solchen akuten Krankheitsfall müssen die Tabletten in sehr kurzen Abständen eingenommen werden. Bewährt hat sich die Dosis von 2 Tabletten alle 10 Minuten. Bei manchen fiebrigen Entzündungsprozessen ist die Einnahme sogar alle 5 Minuten angeraten. Das gilt auch für Einreibungen mit Schüßler-Salben: Je früher sie zur Anwendung kommen, umso zuverlässiger und rascher ist ihre Hilfe.
Wenn eine Krankheit schon lange andauert und einen chronischen Verlauf nimmt, werden Schüßler-Salze vor allem als Begleittherapie zu ärztlichen Maßnahmen ein-

genommen. Auch die Salben werden bei chronischen Beschwerden unterstützend eingesetzt, etwa bei Abszessen, Gelenkproblemen, Magenleiden oder Unterleibsbeschwerden.

Bei den Salzen hat sich zur Anwendung bei chronischen Beschwerden eine Dosierung von 2-mal 2 oder 2-mal 3 Tabletten pro Tag bewährt. Bei chronischen Krankheiten ist die Einnahme über einen längeren Zeitraum unerlässlich.

Beschwerdebilder, die sich zwischen akutem Auftreten und chronischem Verlauf bewegen, sollten mit der Einnahme von 1 Tablette alle 1 bis 2 Stunden therapiert werden. Die Salben werden im Allgemeinen ebenfalls mehrmals täglich aufgetragen.

Die Anwendungen – gewusst wie!

➡ Schüßlersche Funktionsmittel können, ob als Salze oder Salben, grundsätzlich zu jeder Tages- oder Nachtzeit eingenommen oder aufgetragen werden. Während einer Mahlzeit oder direkt danach werden die Salze jedoch ihre Wirkung nicht unbeeinflusst und deshalb auch nicht voll entfalten können.

➡ Die Salze müssen grundsätzlich langsam auf oder unter der Zunge zergehen bzw. im Mund bewegt werden, damit sie schon im Mund von den Schleimhäuten aufgenommen werden können. Falsch ist, sie mit Mineralwasser oder Tee hinunterzuspülen: Sie sollten nach Möglichkeit gar nicht in den Magen gelangen, weil sie dort durch die Säurewirkung verändert werden können.

➡ Die Salben können sanft einmassiert oder mit einem Salbenwickel längerfristig – z. B. über Nacht – angewendet werden. (Vorsicht: Krampfadern nicht massieren!)

➡ Zur Anwendung bei Kindern siehe Seite 43 ff.

➡ Eine Schüßler-Therapie kann mit verschiedenen anderen Naturheilmethoden kombiniert werden. Sie ist auch dazu geeignet, schulmedizinische Therapien zu unterstützen.

Das Ausnahmemittel »Heiße Sieben«

Eine Sonderform der Einnahme stellt die »Heiße Sieben« dar. Gemeint ist das Salz Nummer 7, Magnesium phosphoricum, das zur Wirkungsverstärkung in hoher Dosierung in heißem Wasser gelöst eingenommen wird. Dazu gibt man 10 Tabletten in ein halbes Glas heißes Wasser, löst sie darin auf und trinkt die Lösung schluckweise. Auch andere Salze können durchaus in heißem Wasser gelöst eingenommen werden. Dies ist zwar in unseren Breiten nicht üblich, aber die Inder, die auf Schüßler-Salze schwören, wenden fast nur die heiße Form der Einnahme an. Wenn Sie die Salze als heißen Cocktail einnehmen, werden von allen empfohlenen Salzen nur je 2 bis 3 Tabletten in 1/4 bis maximal 1/2 Liter heißem Wasser aufgelöst. Dieser Cocktail wird tagsüber in kleinen Schlucken getrunken. Dass das Getränk im Lauf des Tages kalt wird, ist für die Wirkung unerheblich.

Nicht mit Metalllöffeln umrühren

Zum Umrühren sollten Sie keinen Löffel aus Metall verwenden, da nicht auszuschließen ist, dass dadurch chemische Vorgänge ausgelöst werden, die zu einer Veränderung der Wirkstoffe führen. Nehmen Sie vorsichtshalber ein Holzstäbchen oder einen Porzellanlöffel.

Wenn Milchzucker nicht vertragen wird

Die biochemischen Mittel nach Schüßler werden als Tabletten mit einem Gewicht von 0,25 Gramm angeboten. Sie sind in Milchzucker verrieben (potenziert). Menschen, die allergisch auf Milchzucker reagieren, haben die Möglichkeit, die Salze in Tropfenform zu nehmen. Dabei handelt es sich meist um eine alkoholische Lösung. Wer weder Milchzucker noch Alkohol verträgt, kann auf Globuli ausweichen. Nachteilig bei diesen kleinen Kügelchen ist allein der etwas höhere Preis.

Falls in der Produktbeschreibung nichts anderes angegeben ist, kann folgende Umrechnung vorgenommen werden: 1 Tablette = 10 Tropfen = 10 Globuli.

Symptome und dafür geeignete Mittel

Die Selbstmedikation mit Schüßler-Mitteln ist denkbar einfach. Welches Salz, welche Salbe oder welcher Schüßler-Salzbrei sich zur Behandlung welcher Beschwerden eignet, erfahren Sie hier. Manchmal ist mehr als ein Funktionsmittel genannt, weil eben mehrere infrage kommen. Sie können dann im Wechsel oder kombiniert eingesetzt werden. In der Praxis hat sich gezeigt, dass die beste Wirkung bei drei, maximal vier kombinierten Salzen erzielt wird. Aber selbst wenn Sie mehr Funktionsmittel miteinander kombinieren, entsteht dadurch nicht unbedingt eine Wirkungseinschränkung.

Am schnellsten helfen Schüßler-Salze, -Salzbreie und -Salben dann, wenn man die Beschwerden genau diagnostiziert, das Mittel gemäß dem Konstitutionstyp (siehe Seite 71ff.) hin auswählt und gezielt einsetzt.

Abszess

Wenn sich schmerzhafte, heiße Entzündungsherde bilden, nimmt man Salz Nr. 3, Ferrum phosphoricum D12. Solange nur eine Schwellung besteht, kann man auch zwischen Salz Nr. 3, Ferrum phosphoricum D12, und Nr. 4, Kalium chloratum D6, abwechseln. Kommt es zur Eiterbildung, wendet man Salz Nr. 11, Silicea D12, an. Es lässt den Abszess rasch reifen. Zusätzlich empfiehlt sich Salz Nr. 12, Calcium sulfuricum D12, das beim Abheilen hilft.

Auch die Salben werden kombiniert: Salbe Nr. 12, Silicea, und Salbe Nr. 3, Ferrum phosphoricum. Sie sollten anfänglich mit einem Wickel angewendet werden.

Abwehrschwäche

Wer infektanfällig ist und sich ständig mit Erkältungskrankheiten herumschlagen muss, hat mit hoher Wahrscheinlichkeit ein gestörtes Immunsystem. Dagegen kann man im akuten Fall Salz Nr. 11, Silicea D12, einsetzen, das anregend auf die Abwehrzellen des Körpers wirkt. Für eine dauerhafte Immunstärkung empfiehlt sich folgendes zwölfwöchiges Programm: 4 Wochen lang täglich 3-mal 2 Tabletten vom Salz Nr. 3, Ferrum phosphoricum D12, einnehmen. Danach weitere 4 Wochen lang täglich 3-mal 2 Tabletten von der Nummer 7, Magnesium phosphoricum D6. In den letzten 4 Wochen täglich 3-mal 2 Tabletten von Salz Nr. 6, Kalium sulfuricum D6 (Kinder jeweils 3-mal täglich 1 Tablette).

Die Folgeerscheinungen wie Bronchitis, Erkältung, grippaler Infekt, Halsentzündung oder Schnupfen können sehr gut mit den entsprechenden Schüßler-Mitteln

behandelt werden (siehe dazu bitte die entsprechenden Stichwörter).

Akne

→ Seite 47f.

Altersflecken

→ Seite 57

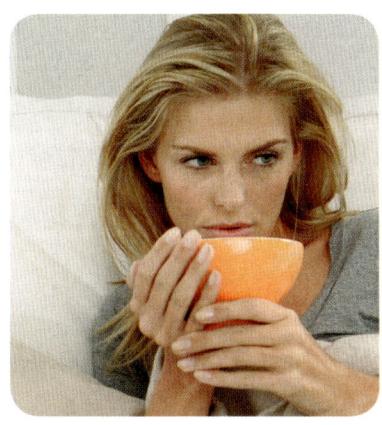

Rasche Hilfe durch die »Heiße Sieben«.

Analekzem

Hier ist das Antientzündungsmittel Ferrum phosphoricum gefragt. Nach jedem
Stuhlgang sollte der After mit einer neutralen Seife gründlich gereinigt und danach
Salbe Nr. 3, Ferrum phosphoricum, aufgetragen werden. Der Hausarzt sollte aber
unbedingt die Ursache für das Ekzem abklären (z. B. Pilzinfektionen, chronische
Verstopfung) und eine grundlegende Therapie entwickeln, etwa mit Muco-Falk-
Produkten (Flohsamen).

Arteriosklerose

Die wichtigsten Mittel der Schüßler-Therapie gegen diese Zivilisationskrankheit sind
3-mal täglich 1 Tablette vom Salz Nr. 1, Calcium fluoratum D12, für die Verbesse-
rung der Gefäßelastizität. Es sollte als Begleittherapie zur ärztlichen Versorgung dauerhaft eingenommen werden. Dazu in Kombination Nr. 11, Silicea D12 (gleiche Dosierung), zur Verhinderung des Fortschreitens der Krankheit. Nr. 7, Magnesium
phosphoricum D6, nimmt man bei Verengung der Arterien und bei Schmerzen im
Bereich des Herzens ein. Die Dosis beträgt 5-mal täglich 1 Tablette. Nr. 5, Kalium
phosphoricum D12, wird besonders bei Beklemmungen, drohendem Herzversagen
und depressiver Stimmung empfohlen. Die Dosis: 6-mal täglich 1 Tablette.
Von den Salben kann unterstützend Nr. 1, Calcium fluoratum, eingesetzt werden.
Sie eignet sich zum Auftragen auf verhärtete Schläfenarterien.

Arthritis

Die entzündlichen Gelenke sind meist geschwollen und gerötet, der Entzündungsschmerz wird durch das Heißwerden des Gelenks angezeigt. Bewährt hat sich im Anfangsstadium Salbe Nr. 3, Ferrum phosphoricum. Bei einem chronischen Verlauf kommen zusätzlich die Salben Nr. 6, Kalium sulfuricum, und Nr. 4, Kalium chloratum, infrage. Sie werden nur aufgetragen, nicht durch einen (wärmenden) Wickel abgedeckt.

Zusätzlich sollte Salz Nr. 3, Ferrum phosphoricum D12, im Anfangsstadium alle 5 bis 10 Minuten eingenommen werden. Später außerdem die Salze Nr. 2, Calcium phosphoricum D6, und Nr. 6, Kalium sulfuricum D6 – alle in der Dosis von je 3 bis 5 Tabletten pro Tag.

Arthrose

Wenn sich Gelenkknorpel nach und nach zurückbildet und schließlich porös und brüchig wird, spricht man von Arthrose. Mit folgenden regenerierenden Schüßler-Salben kann man dieser schmerzhaften Gelenkabnutzung und -deformation zu Leibe rücken: den Salben Nr. 1, Calcium fluoratum, und Nr. 11, Silicea. Sie werden jeweils als Salbenumschlag aufgebracht und über Nacht auf dem Gelenk belassen. Bei Schmerzen sollte zusätzlich Salbe Nr. 7, Magnesium phosphoricum, zum Einsatz kommen.

Zur Linderung von schmerzhaften Gelenkabnutzungen haben sich außerdem folgende Salze bewährt: Nr. 1, Calcium fluoratum D12, Nr. 2, Calcium phosphoricum D6, und Nr. 8, Natrium chloratum D6. Man nimmt 3-mal 2 Tabletten im täglichen Wechsel ein.

Asthma

Folgendes Schüßler-Salz eignet sich für eine Begleittherapie und sollte zusätzlich zu den ärztlich verordneten Medikamenten angewandt werden: bei akuten Anfällen alle 5 Minuten 1 Tablette des Salzes Nr. 5, Kalium phosphoricum D6. Nach Abklingen der akuten Phase alle 2 bis 3 Stunden 1 Tablette.
➔ Seite 56

Aufstoßen

Wenn man sauer aufstößt, was meist nach fettreichen und süßen Speisen vorkommt, nimmt man über den Tag verteilt 4 bis 6 Tabletten vom Salz Nr. 9, Natrium phosphoricum D6, ein. Gegen Sodbrennen (saures Aufstoßen mit brennendem Rückfluss in die Speiseröhre) hat sich besonders Nr. 2, Calcium phosphoricum D6, bewährt. Dosierung: 4 bis 6 Tabletten über den Tag verteilt.
→ Seite 25

Augenerkrankungen

Wenn es sich um Conjunktivitis catarrhalis, den Bindehautkatarrh, handelt, ist das wichtigste Mittel Salz Nr. 3, Ferrum phosphoricum D12. Es hat eine entzündungshemmende Wirkung. Die Dosierung: alle 15 Minuten 1 Tablette im Mund zergehen lassen. Bewährt hat sich auch, Nr. 3 im Wechsel mit Nr. 8, Natrium chloratum D6, einzunehmen.
→ Seite 57

Bandscheibenerkrankungen

Zur Unterstützung einer intensiven ärztlichen Behandlung oder bei leichten Beschwerden auch als Alleintherapie: Salbe Nr. 11, Silicea, mehrmals täglich großflächig auf den Rücken auftragen und einmassieren.
Von den Salzen hat sich die Einnahme von Salz Nr. 1, Calcium fluoratum D12, im Wechsel mit Nr. 11, Silicea D12, bewährt. Die Dosierung: 6 Tabletten (von jedem Salz 3) täglich über einen längeren Zeitraum hinweg.

Blähungen

Bei Blähungen und Völlegefühl hilft Salbe Nr. 10, Natrium sulfuricum. Diese Salbe hat eine ausleitende Wirkung – ob sie bei Völlegefühl nach dem Essen in den Bauch einmassiert wird oder bei stockendem Schnupfen in die Nasenlöcher. Bei Bauchkrämpfen kann man Salbe Nr. 7, Magnesium phosphoricum, auftragen und sanft einmassieren.

Wenn es sehr schlimm ist, hilft die »Heiße Sieben«. Man gibt 10 Tabletten vom Salz Nr. 7, Magnesium phosphoricum D6, in eine Tasse und übergießt sie mit möglichst heißem Wasser. Die Lösung wird langsam und schluckweise eingenommen (etwa alle 2 bis 3 Minuten 1 Teelöffel).

Wenn Blähungen mit saurem Aufstoßen einhergehen, nimmt man 6-mal täglich 1 Tablette vom Salz Nr. 10, Natrium sulfuricum D6, im Wechsel mit Nr. 1, Calcium fluoratum D12, und lässt sie langsam im Mund zergehen.

→ Seite 27ff.

Bläschenausschlag (z. B. Herpes)

Beim lästigen, schmerzhaften und häufig wiederkehrenden Bläschenausschlag an den Lippen (Herpes labialis) hilft das Auftragen der Salben Nr. 8, Natrium chloratum, und Nr. 10, Natrium sulfuricum.

Welches Schüßler-Salz bei Bläschen auf der Haut infrage kommt, hängt ganz von ihrem Inhalt ab: Bei hellem, wässrigem Bläscheninhalt ist Nr. 8, Natrium chloratum D6, das richtige Mittel. Man nimmt 5-mal täglich 1 Tablette.

Bei gelblichem Bläscheninhalt nimmt man Nr. 10, Natrium sulfuricum D6, und zwar 5 Tabletten täglich.

Wenn die Flüssigkeit wässrig-blutig ist, hilft Nr. 5, Kalium phosphoricum D6; in diesem Fall alle 15 Minuten 1 Tablette im Mund zergehen lassen.

Bei eitrigen Bläschen nimmt man Salz Nr. 11, Silicea D12, und zwar mindestens 3-mal täglich.

Nach dem Aufbrechen der Bläschen sollte Nr. 6, Kalium sulfuricum D6, in der Dosierung 3-mal täglich 2 Tabletten angewendet werden.

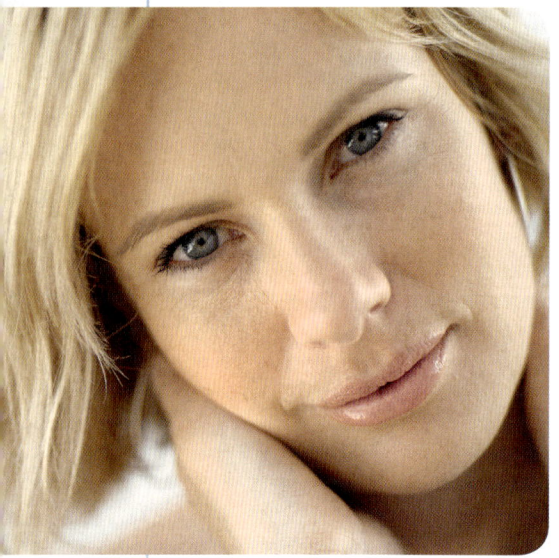

Küssen verboten: Herpes ist leider hochgradig ansteckend.

Blasenentzündung

Die geeigneten Salze gegen diese bakterielle Infektionskrankheit sind Nr. 3, Ferrum phosphoricum D12. Dosierung: 3 bis 4 Tabletten pro Stunde im Mund zergehen lassen. Und, ab dem 2. Tag, im Wechsel dazu Natrium phosphoricum D6. Wenn die Beschwerden abklingen, genügen ab dem 3. Tag je 3-mal 2 Tabletten.

➜ Seite 17
➜ Seite 50f.

Bronchitis

Sobald es im Hals kratzt, die Bronchien sich verkrampfen und Hustenreiz auftritt, sollte man Schüßler-Salze zur Hand haben. Empfohlene Maßnahme: alle 30 Minuten 1 Tablette vom Salz Nr. 3, Ferrum phosphoricum D12, im Mund zergehen lassen – ein wichtiger Entzündungshemmer. Wenn Krampfhusten einsetzt und zäher Schleim die Atmung erschwert, werden alle 15 bis 30 Minuten 10 Tabletten vom Salz Nr. 7, Magnesium phosphoricum D6, in 1 Tasse heißem Wasser (»Heiße Sieben«) gelöst und schluckweise getrunken. Zur Ergänzung kann man immer wieder 1 Tablette vom Salz Nr. 1, Calcium fluoratum D12, im Mund zergehen lassen, besonders bei schleimigem Auswurf. Wenn die Beschwerden von Fieber und Schweißausbrüchen begleitet sind, sollte man stündlich 1 Tablette vom Salz Nr. 4, Kalium chloratum D6, lutschen.

➜ Seite 56

Drüsenschwellungen

Die entzündungshemmende Salbe Nr. 3, Ferrum phosphoricum, ist hier das richtige Mittel. Man trägt sie auf die betroffenen Stellen (z.B. Lymph-, Ohrspeicheldrüsen, über der Haut der Bauchspeicheldrüse) auf.

Dazu sollte auch Salz Nr. 3, Ferrum phosphoricum D12, zum Einsatz kommen. Am besten lutscht man alle 10 Minuten 1 Tablette. Die Wirkung wird noch verbessert, wenn man mit Nr. 4, Kalium chloratum D6, abwechselt. Wenn die Lymphknoten bei Berührung stark schmerzen, sollte man außerdem 6-mal täglich zur Nr. 11, Silicea D12, greifen. Wenn die Drüsen sich vor allem hart anfühlen, hilft meist eine Be-

handlung mit Salz Nr. 1, Calcium fluoratum D12, 3-mal täglich.
Die entsprechenden Salben Nr. 4, Kalium chloratum, Nr. 11, Silicea, und Nr. 1, Calcium fluoratum, sollten ebenfalls je nach Beschwerdebild aufgetragen werden.

Durchfall

Dem gereizten Darm hilft eine Massage mit Salbe Nr. 3, Ferrum phosphoricum. Wenn es bei wässrigen Durchfällen zu Bauchkrämpfen kommt, hilft von den Salzen meist Nr. 7, Magnesium phosphoricum D6. Dosierung: alle 5 Minuten 1 Tablette in heißem Wasser gelöst einnehmen. Bei schleimigen Durchfällen lässt man alle 5 bis 10 Minuten 1 Tablette vom Salz Nr. 8, Natrium chloratum D6, im Mund zergehen.

Erkältung

Wer in der Übergangzeit oder im Winter urplötzlich eine Erkältung mit Fieber und Benommenheit bekommt, sollte unbedingt zum Arzt gehen: Es könnte sich um eine Grippe handeln. Mit Schüßler-Salzen hat man eine Soforthilfe parat: Nr. 3, Ferrum phosphoricum D12, den Entzündungshemmer. Alle 10 Minuten 1 Tablette im Mund zergehen zu lassen, kann viel zur Heilung beitragen. Bei schweren Gliedern empfiehlt sich eine Tablette von Salz Nr. 5, Kalium phosphoricum D6, alle 15 Minuten.
→ Seite 15f.
→ Seite 20

Gastritis

Diese äußerst schmerzhafte Magenschleimhautentzündung kann krampfartig auftreten wie Koliken. Neben diätetischer Ernährung und ärztlicher Behandlung haben sich auch folgende Anwendungen mit Schüßler-Salzen bewährt: Wenn – z. B. nach dem Essen – Schmerzen auftreten und der Patient leicht fiebert, gibt man alle 10 Minuten 1 Tablette vom Salz Nr. 3, Ferrum phosphoricum D12, aufgelöst in etwas Wasser. Sobald die Schmerzen krampfartig werden und Übelkeit oder Durchfall hinzukommen, alle 5 Minuten 1 in heißem Wasser gelöste Tablette Nr. 7, Magnesium phosphoricum D6, einnehmen.

Als Breiauflage für einen Bauchwickel haben sich bewährt: je 5 bis 10 Tabletten vom Salz Nr. 3, Ferrum phosphoricum D12, und Nr. 4, Kalium chloratum D6, in heißem Wasser aufgelöst.

Die drei Funktionsmittel sollten außerdem in Form von Salben als Mischung auf die Magengegend aufgetragen und sanft einmassiert werden.

Gelenkentzündung

→ Seite 55
→ Seite 82

Gesichtsneuralgie

Dieser sehr schmerzhaften Reizung oder Entzündung des Trigeminusnervs begegnet man zur Unterstützung der ärztlichen Therapie mit der »Heißen Sieben«: 10 Tabletten vom Salz Nr. 7, Magnesium phosphoricum D6, in 1 Tasse heißem Wasser auflösen, schluckweise trinken und dies alle 15 Minuten wiederholen.

Alternativ: bei jedem Schmerzanfall 1 bis 2 Tabletten langsam auf der Zunge zergehen lassen.

Außerdem die betroffenen Areale mit Salbe Nr. 7, Magnesium phosphoricum, bestreichen.

Gicht

Diese Erkrankung gehört immer in die Hände eines erfahrenen Arztes! Gute Unterstützung bieten die Schüßler-Salben Nr. 9, Natrium phosphoricum, und Nr. 11, Silicea. Sie werden entweder gemischt oder im Wechsel aufgetragen.

Von den Schüßler-Salzen kommen Nr. 11, Silicea D12, und Nr. 9, Natrium phosphoricum D6, infrage, und zwar ab den ersten Anzeichen. Silicea löst die Harnsäureablagerungen auf, und Natrium phosphoricum verhindert ihre Neubildung. Dosierung: täglich 3-mal 1 Tablette Silicea D12 und stündlich 1 Tablette Natrium phosphoricum D6.

→ Seite 40f.

Grippaler Infekt

Diese fieberhafte Erkrankung zeigt ähnliche Symptome wie die echte Virusgrippe Influenza. Klarheit kann nur die ärztliche Diagnose liefern. Beim grippalen Infekt wirken Schüßler-Salze recht gut, bei der echten Virusgrippe können sie als flankierende Maßnahme eingesetzt werden.

Als Mittel nimmt man gleich bei den ersten Anzeichen alle 10 Minuten 1 Tablette vom Salz Nr. 3, Ferrum phosphoricum D12 ein. Danach, wenn der Infekt sich etabliert hat, alle 30 Minuten 1 Tablette von Salz Nr. 4, Kalium chloratum D6. Später, wenn er seinen Höhepunkt bereits überschritten hat, sollten täglich 6 bis 8 Tabletten (alle 2 Stunden 1) von Salz Nr. 4, Kalium chloratum D6, eingenommen werden.

→ Seite 15f.

→ Seite 20

Hämorrhoidalprobleme

Bei knotigen, teilweise schmerzhaften und/oder brennenden Erweiterungen der Adern im Bereich des unteren Mastdarms sollte man am besten Salbe Nr. 1, Calcium fluoratum, und Salbe Nr. 11, Silicea, als Mischung oder im Wechsel mehrmals täglich im Analbereich auftragen.

Im akuten Beschwerdefall mit Blutabsonderungen kann man alle 30 Minuten 1 Tablette vom Salz Nr. 3, Ferrum phosphoricum D12, im Mund zergehen lassen. Bei starken Druckschmerzen, die ohne Entzündung entstehen, hilft Salz Nr. 7, Magnesium phosphoricum D6. Für die Einnahme empfiehlt es sich, alle 15 Minuten 1 Tablette in heißem Wasser aufzulösen. Wenn Hämorrhoiden jucken oder brennen, ist Salz Nr. 5, Kalium phosphoricum D6, das Mittel der Wahl. Dosierung: 6 Tabletten pro Tag (etwa alle 2 bis 3 Stunden 1).

Halsentzündung

Gleich bei den ersten Symptomen sollte man Salbe Nr. 3, Ferrum phosphoricum, auftragen, eventuell auch als Salbenwickel anwenden. Wenn die Entzündung schon fortgeschritten ist, im Wechsel oder als Mischung die Salben Nr. 9, Natrium phosphoricum, und Nr. 4, Kalium chloratum.

Von den Schüßler-Salzen eignet sich Nr. 3, Ferrum phosphoricum D12, zur Therapie. Alle 5 Minuten sollte man 1 Tablette im Mund zergehen lassen. Wenn die Mandeln besonders betroffen sind, alle 5 Minuten zusätzlich 1 Tablette vom Salz Nr. 5, Kalium phosphoricum D6.

Wer in der kalten Jahreszeit ständig Halsprobleme hat, sollte jede Stunde 1 Tablette einnehmen, und zwar Kalium phosphoricum D6 im Wechsel mit Nr. 2, Calcium phosphoricum D6.

Hauterkrankungen

Die Krankheitsbilder unseres größten Organs sind äußerst vielfältig und leider häufig sehr schwer therapierbar.

Im Folgenden die wichtigsten Hauterscheinungen und die jeweils dafür geeigneten Schüßler-Salben:

 Schüßler-Salben – Hilfe für die Haut

🔹 Fettarme, spröde und trockene Haut: Nr. 8, Natrium chloratum, und Nr. 11, Silicea.

🔹 Fettige, glänzende Haut: Nr. 9, Natrium phosphoricum, und Nr. 10, Natrium sulfuricum.

🔹 Juckende Haut: Nr. 7, Magnesium phosphoricum, im Alter Nr. 2, Calcium phosphoricum (Altersflecken siehe Seite 57).

🔹 Chronischer oder anfallartig auftretender Juckreiz der Haut kann auf andere, unerkannte Krankheiten hinweisen, z.B. auf Nierenentzündungen, Zuckerkrankheit oder Gelbsucht. Es ist deshalb anzuraten, sich ärztlich untersuchen zu lassen!

🔹 Hornhaut: Nr. 1, Calcium fluoratum.

🔹 Zur Hautpflege: Angestrengte Haut, die dauerhaft strapaziert wird (z.B. durch trockene Heizungsluft oder Klimaanlagen), kann man mit einer Mischung aus Nr. 1, Calcium fluoratum, und Nr. 11, Silicea, wieder regenerieren: beide Salben in der Hand verreiben und morgens und abends auf das Gesicht auftragen.

🔹 Für die Regeneration und Gesundung der Haut von innen sind bei den genannten Störungen die entsprechenden Schüßler-Salze zuständig. Allgemeine Dosis bei anhaltenden Beschwerden: 2-mal 2 oder 2-mal 3 Tabletten pro Tag.

Herpes

→ Seite 84

Herzbeschwerden

Ohne ärztliche Diagnose darf in diesen Fällen keine Behandlung erfolgen! Schüßler-Salze sind aber eine sehr gute Begleittherapie, sogar bei Erkrankungen in diesem
Bereich.
Zur Unterstützung bei Herzrasen können bei häufigem Auftreten vor allem Salz
Nr. 2, Calcium phosphoricum D6, Nr. 5, Kalium phosphoricum D6, und Nr. 7, Magnesium phosphoricum D6, angewendet werden – am besten im täglichen Wechsel
jeweils alle 2 Stunden 2 Tabletten im Mund zergehen lassen. Bei akutem Auftreten
wird die Dosis auf abwechselnd 2 Tabletten alle 10 Minuten erhöht. Als Langzeit-
therapie zur Vorbeugung gegen Herzprobleme hat sich die Einnahme von 5-mal täglich 1 Tablette Kalium phosphoricum D12 bestens bewährt.

Hexenschuss

Dieser wirklich wie ein Schuss ins Kreuz fahrende Schmerz kann die Lendenwirbel-
säule weitgehend blockieren. Typisch ist die krampfartige Verspannung der Muskeln
im unteren Rücken. Sie tritt schlagartig ein – und ehe sie nicht wieder gelöst ist, lassen
die Schmerzen nicht nach. Man nimmt beim ersten Auftreten gleich alle 10 Minuten
1 Tablette vom Salz Nr. 3, Ferrum phosphoricum D12. Dazu bei starken Schmerzen
alle 5 Minuten 1 Tablette Nr. 7, Magnesium phosphoricum D6, in 1 Tasse heißem
Wasser aufgelöst ein oder greift zur »Heißen Sieben«: 10 Tabletten in 1/2 Glas heißem
Wasser auflösen und langsam schlürfen. Bei Senioren hat sich Salz Nr. 2, Calcium
phosphoricum D6, bewährt. Man nimmt alle 15 bis 30 Minuten 1 Tablette.
Dazu die Schüßler-Salben Nr. 3, Ferrum phosphoricum, und Nr. 9, Natrium phosphoricum – auch als Mischung –, auf den unteren Rücken auftragen.

Ischiasbeschwerden

→ Seite 16

Kopfschmerzen

Obwohl vielerlei Ursachen möglich sind, helfen meist Einreibungen der Schläfen, des Nackens und der Stirn mit Salbe Nr. 7, Magnesium phosphoricum. Parallel dazu sollte Salz Nr. 7, Magnesium phosphoricum D6, eingenommen werden, am besten als »Heiße Sieben« (siehe Seite 90).

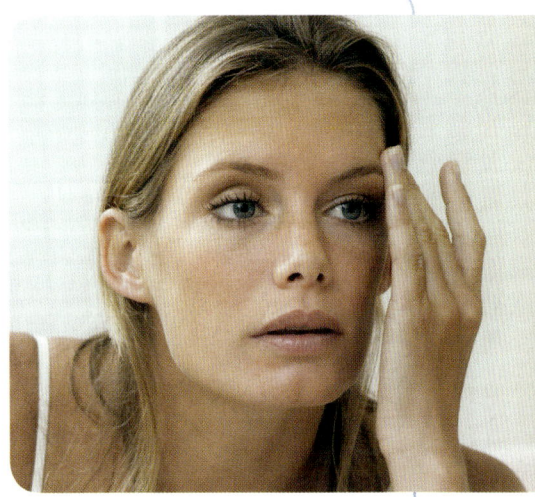

Krampfadern

→ Seite 5ff.
→ Seite 30

Schüßler lindert Kopfschmerzen innerlich und äußerlich.

Leberbeschwerden

Für das Ausscheidungs- und Entgiftungsorgan sind Schüßler-Salze zur Regeneration und als vorbeugender Schutz geeignet: täglich 6-mal 1 Tablette vom Salz Nr. 6, Kalium sulfuricum D6. Bei Leberstauung hat sich Nr. 10, Natrium sulfuricum D6, bewährt: 6-mal täglich 1 Tablette. Wenn Druck auf der Leber lastet, 6-mal täglich 1 Tablette Nr. 5, Kalium phosphoricum D6, im Mund zergehen lassen.
Von den Schüßler-Salben sollte man Nr. 6, Kalium sulfuricum, als Leberauflage oder -umschlag anwenden.

Magenprobleme

→ Seite 17
→ Seite 27ff.

Mandelentzündung

Bei akuten sowie chronisch wiederkehrenden Mandelentzündungen sollte Salz Nr. 9, Natrium phosphoricum D6, abwechselnd mit Salz Nr. 3, Ferrum phosphoricum

D12, eingenommen werden. Dosierung: alle 15 Minuten 1 Tablette im Mund zergehen lassen.

Äußerlich mehrmals täglich die Salben Nr. 3, Ferrum phosphoricum, und Nr. 9, Natrium phosphoricum, auftragen.

Muskelrheuma

→ Seite 14

Nervenentzündung

Beim Auftreten der ersten Beschwerden ist Salz Nr. 3, Ferrum phosphoricum D12, im Wechsel mit Nr. 5, Kalium phosphoricum D6, einzunehmen. Dosierung: etwa alle 10 Minuten 1 Tablette. Wenn Lähmungserscheinungen auftreten, nimmt man zusätzlich zur unbedingt erforderlichen ärztlichen Behandlung Nr. 5, Kalium phosphoricum D6, und Nr. 7, Magnesium phosphoricum D6, ein. Dosierung: alle 10 Minuten 1 Tablette.

Linderung bringt auch Salbe Nr. 7, Magnesium phosphoricum. Sie sollte wiederholt auf die betroffene Stelle aufgetragen werden.

→ Seite 16
→ Seite 34
→ Seite 87

Ohrenentzündungen

Man sollte immer zum Arzt gehen, wenn eine Krankheit am Ohr auftritt, aber auch selbst zur Heilung beitragen. Mit Schüßler-Salzen lässt sich eine Reihe solcher Erkrankungen günstig beeinflussen, z. B. eine Entzündung im Mittelohr. Empfohlene Mittel: Salz Nr. 3, Ferrum phosphoricum D12, abwechselnd mit Salz Nr. 4, Kalium chloratum D6. Im akuten Fall sollte man alle 5 Minuten 1 Tablette einnehmen.

Man kann Ohrmuschel und die Umgebung des Ohrs auch mit den Salben Nr. 3, Ferrum phosphoricum, und Nr. 11, Silicea, eincremen und leicht massieren. Achtung: nicht in den Gehörgang einbringen!

Schlaflosigkeit

➜ Seite 13

Schnupfen

➜ Seite 15

Sodbrennen

➜ Seite 25

Stuhlverstopfung

➜ Seite 17
➜ Seite 27ff.

Übergewicht

➜ Hans Wagner: *Typgerecht abnehmen mit Schüßler-Salzen. Einzigartig kombiniert mit der chinesischen 5-Elemente-Ernährung.* Südwest-Verlag. München 2007

Zahnerkrankungen

Gerade die Zähne sind außerordentlich abhängig vom Mineralhaushalt des Körpers. Deshalb sollten sie auch bei allen Problemen mit einer Schüßler-Therapie unterstützt werden. Bei Zahnschmerzen, die z. B. nach einer Erkältung auftreten, sollte man alle 15 Minuten 1 Tablette vom Salz Nr. 3, Ferrum phosphoricum D12, einnehmen. Wenn der Zahnschmerz durch eine Vereiterung verursacht wird (die Schmerzen nehmen am Abend zu), ist Salz Nr. 11, Silicea D12, das richtige Mittel: alle 15 Minuten 1 Tablette im Mund zergehen lassen.

Auch die Schüßler-Salbe Nr. 3, Ferrum phosphoricum, kann vorübergehend Linderung bringen. Zur genauen Abklärung der Beschwerden muss natürlich der Zahnarzt aufgesucht werden!

Register

Weiterführende Literatur

Jaedicke, Dr. H. G.: *Dr. Schüßlers Biochemie.* Weg zur Gesundheit Verlag. Dormagen 1998

Otto, Gabriele: *Fußreflexzonenmassage: Die einfache Selbstbehandlung.* Südwest Verlag. München 2006

Wagner, Hans: *Gesund mit Schüßler-Salzen – Schüßler-Salze typgerecht eingesetzt bei Erwachsenen und Kindern.* Südwest Verlag. München 2006

Wagner, Hans: *Schüßler-Salze – die Selbstheilungskräfte aktivieren.* Südwest Verlag. München 2008

Wagner, Hans: *Typgerecht abnehmen mit Schüßler-Salzen. Einzigartig kombiniert mit der chinesischen 5-Elemente-Ernährung.* Südwest Verlag. München 2007

Ebenfalls bei Südwest erschienen

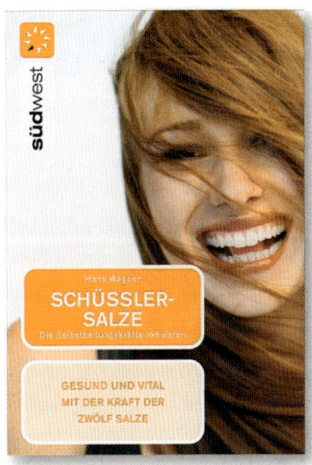

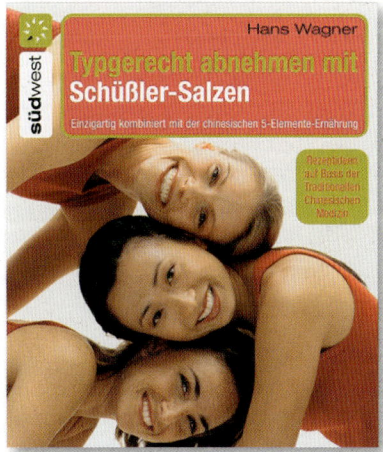

SCHÜSSLER-SALZE
ISBN 978-3-517-08410-7

**TYPGERECHT ABNEHMEN MIT
SCHÜSSLER-SALZEN**
ISBN 978-3-517-08258-5

Über dieses Buch

Über den Autor

Hans Wagner hat biologische Landwirtschaft studiert, eine journalistische Ausbildung absolviert und war Ressortchef in großen deutschen Blättern. Seit über 20 Jahren schreibt er über medizinische Themen und hat schon viele sehr erfolgreiche Bücher veröffentlicht. Seine Schwerpunkte sind die Wiederentdeckung traditioneller Heilmethoden und bewährter Hausmittel.

Mehr von Hans Wagner finden Sie auch in seinem Internet-Gesundheitsmagazin MEDIZIN-WELT unter www.medizin-welt.info und auf der Internetseite www.starkes-leben.de.

Hinweis

Die Ratschläge/Informationen in diesem Buch sind vom Autor und Verlag sorgfältig erwogen und geprüft, dennoch kann eine Garantie nicht übernommen werden. Eine Haftung der Autors bzw. des Verlags und seiner Beauftragten für Personen-, Sach- und Vermögensschäden ist ausgeschlossen.

Impressum

© 2008 by Südwest Verlag, einem Unternehmen der Verlagsgruppe Random House GmbH, 81637 München.

Bildnachweis

Alamy, Abingdon, Oxfordshire, UK: 24 (blickwinkel); Corbis, Düsseldorf: 49 (zefa/Estelle Klawitter); F1 Online, Frankfurt: 21 (Cultura Images); Jump Fotoagentur, Hamburg: 4 (Sunny), 8, 36, 62 (Annette Falck), 32, 73, 76, 81 (Kristiane Vey); Jupiterimages, Ottobrunn/München: 18 (French Photographers Only); Plainpicture, Hamburg: U1 (Kai Jabs), 42 (Folio Images); Royalty Free: 26 (Goodshoot), 84 (Stockdisc), 91 (Fancy); Südwest Verlag, München: 14, 52 (Nicolas Olonetzky)

Projektleitung
Sabine Gnan
Layout, DTP, Gesamtproducing
v|Büro – Jan-Dirk Hansen, München
Redaktion
Text & Form – Nicola von Otto, München
Korrektorat
Susanne Langer
Bildredaktion
Annette Mayer
Umschlaggestaltung und Konzeption
R. M. E. Eschlbeck/Kreuzer/Botzenhardt

Litho
Artilitho, Lavis - Trento
Druck und Verarbeitung
Alcione, Lavis - Trento

Printed in Italy

Gedruckt auf chlor-
und säurearmem Papier

ISBN 978-3-517-08446-6
9817 2635 4453 6271